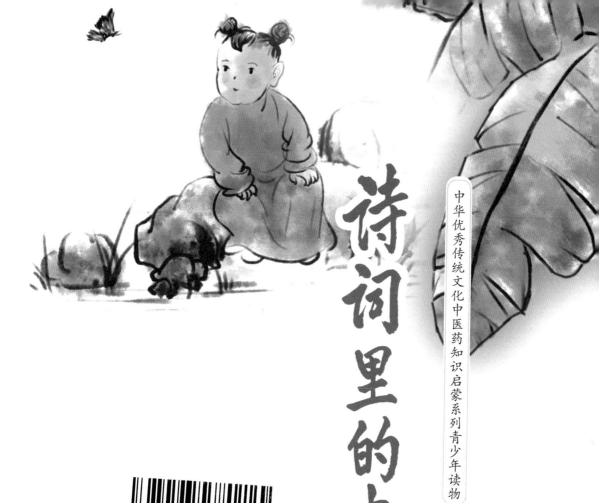

中华优秀传统文化中医药知识启蒙系列青少年读物

诗词里的中医药

韦坚 编著

全国百佳图书出版单位
中国中医药出版社
·北京·

图书在版编目（CIP）数据

诗词里的中医药 / 韦坚编著 . —北京：中国中医
药出版社，2023.7

（中华优秀传统文化中医药知识启蒙系列青少年读物）

ISBN 978-7-5132-8036-5

Ⅰ.①诗… Ⅱ.①韦… Ⅲ.①中国医药学—青少年读
物 Ⅳ.① R2-49

中国国家版本馆 CIP 数据核字（2023）第 032387 号

融合出版说明

本书为融合出版物，微信扫描右侧二维码，关注"悦医家中
医书院"微信公众号，即可访问相关数字化资源和服务。

中国中医药出版社出版

北京经济技术开发区科创十三街 31 号院二区 8 号楼

邮政编码　100176

传真　010-64405721

河北省武强县画业有限责任公司印刷

各地新华书店经销

开本 710×1000　1/16　印张 10　字数 91 千字

2023 年 7 月第 1 版　2023 年 7 月第 1 次印刷

书号　ISBN 978 - 7 - 5132 - 8036 - 5

定价　72.00 元

网址　www.cptcm.com

服 务 热 线　010-64405510

购 书 热 线　010-89535836

维 权 打 假　010-64405753

微信服务号　zgzyycbs

微商城网址　https://kdt.im/LIdUGr

官 方 微 博　http://e.weibo.com/cptcm

天猫旗舰店网址　https://zgzyycbs.tmall.com

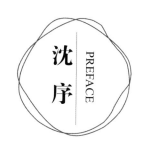

沈序 PREFACE

　　中医药学是中华民族的伟大创造，是中国古代科学的瑰宝，也是打开中华文明宝库的钥匙，在促进文明互鉴、维护人民健康等方面发挥着重要作用。

　　以习近平同志为核心的党中央高度重视中医药工作。习近平总书记在全国卫生与健康大会上指出："我们要把老祖宗留给我们的中医药宝库保护好、传承好、发展好，坚持古为今用，努力实现中医药健康养生文化的创造性转化、创新性发展，使之与现代健康理念相融相通，服务于人民健康。"

　　我国素称"诗的国度"，在我国的传统文化中，古诗词文化源远流长，作品丰富，而其中一些古诗词记录了古人的健康理念和对疾病的诊治，以及对中医药的热爱。我国最早的诗歌总集《诗经》就是一部鲜活的"中药百科全书"。《诗词里的中医药》是从古诗词这个中华文明的活化石中探索中医药的历史积淀。

作者韦坚博士取用生动的古诗词，以动态形式的记载介绍了当时社会对中医药的运用和中医药的发展历程，展示了中医药文化是直接根植于最接地气的生活之上的中国传统文化。这不仅能增强青少年儿童的文化自信，还能让他们知晓中医药历史的发展，提升认识中医药的兴趣，从而有利于中医药文化的继承和发展。

我与韦坚博士相识交往多年，他出身医学世家，其父韦贵康为国医大师，擅长治疗脊柱类疾病，所创"韦氏整脊疗法"不仅在国内广泛应用，而且流传于东南亚诸国。韦坚博士继承其父的学术思想和诊疗经验，并出国留学，不断吸取融汇现代科学技术，几十年来取得的优秀业绩充分显示了其一直遵循"传承精华，守正创新"的精神。

我深信《诗词里的中医药》必定为广大读者所热爱，我更期望韦坚博士在不久之将来整理出版其父韦贵康大师骨伤科学术诊疗经验的著作，为发展中医药事业，为人类健康作出重大贡献。

沈宝藩

辛丑年于乌鲁木齐

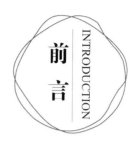

前言 INTRODUCTION

在中华文化五千年的历史长河中，古诗词无疑是一颗璀璨的明珠。它们以优美的语言、流畅的节奏、豁达的智慧，浓缩了历史长河中的非凡瞬间，不仅加深了我们对历史的了解，而且增强了个人对国家和民族的自豪感。优秀的古诗词既是中华民族珍贵的文化财富，也是世界文化殿堂里灿烂夺目的瑰宝，随着历史的发展愈发显现出它们的价值。"腹有诗书气自华"，读古诗词能潜移默化地美化心灵、提升气质。

随着我国教育的改革，语文学科的地位愈发重要，目前教育部已经明确提出，语文考试会增强对于中国古典文化的考查，古诗词的篇目也会大幅度增加。在经过小学阶段的语文学习后，青少年的阅读能力和文字理解水平有所提高，能够对古诗词中的声色美、意象美、意境美、思想美有更深刻的体悟。"诗以道志"，经典的古诗词体现诗人对社会事物、人情哲理、人生百态的深刻认识，更是千百年来劳动人民的思想结晶。古诗词除了让青少年珍惜新生活，激发爱国惜友之情，还教育青少年明辨事理，审慎处世，在潜移默化中提高青少年的思想道德素质。

中医药是中华优秀传统文化非常重要的组成部分，在社会中发挥着特有的作用，这也是中医药传统文化学术价值和时代价值的重要体现。在中国这片土地上，中医深受儒家思想的影响，自古有"儒医一家""儒医同宗"之说。东汉著名医家张仲景就指出，医学可"上以疗君亲之疾，下以救贫贱之厄，中以保身长全，以养其生"。这句话除了指出医学对社会人生的实用价值之外，还点明了儒家救世济民的社会政治理想。如王勃因遵"人子不知医，古人以为不孝"（《黄帝八十一难经序》）的父训，专门拜师学医；杜甫一生坎坷，身患肺病、消渴、头风等疾病，"多病所须唯药物，微躯此外更何求"（《江村》），他种的药除自用以外，还施予别人，"药许邻人劚"（《正月三日归溪上有作简院内诸公》），这种行为与他同情关心人民疾苦的精神是一致的；政治家、思想家、文学家范仲淹"不为良相，便为良医"的胸襟，千百年以来深得人心。事实上，诸多诗词名篇的作者，同时也是坚定的中医药倡导者和践行者。如王维善知中药，杜甫自荐黄精，白居易赋诗金箆术，李商隐练五禽戏，刘禹锡擅长中医，陆游医术高明，王安石崇敬华佗，范成大喜用艾灸等。从文学角度来说，古诗词以其形式美、韵律美和意象美，使艰奥难懂的中医药知识得到了很好的传播和普及，对于古代医家，他们在研习医技之时，品质和素养也得到传统文化的熏陶和塑造。所以，古诗词中涉及的中医药诗句不但传承丰富了中医药薪火，而且饱含了作者在吟诗诵赋之余的救世济民情怀。

为了促进青少年通过研读古诗词学习中医、了解中医、谈论中医，我们共选取30首古诗编写了本书，每首古诗下面均附有注释、译文、作者简介、中医药文化。注释，主要解释历史人物、典故及艰涩难懂的字词；译文，以直译为主，辅以意译，尽量从现代角度阐释中医药文化；作者简介，主要介绍作者的生卒年、朝代、字号、生平事迹、艺术风格、成就等；中医药文化，描述诗词寓意、中医药文化的悠久传承和深远影响。中医药作为中华优秀传统文化的杰出代表，从古诗词的视角对中医药文化，包括中医药历史，进行扩展阅读，才能走入我国古典诗歌与中医药文化的深处，领略中医药文化与艺术的交融之美。在编撰过程中，尽管我们殚精竭虑，但由于古诗词和中医药均博大精深，所涉甚广，书中难免会有不尽如人意之处，敬请广大读者朋友批评指正。

本书编写过程中得到国医大师韦贵康指导，特别感谢国医大师施杞为本书题写书名，国医大师沈宝藩为本书写序，感谢史旭军及其团队、李鑫宇等为本书绘制的插图，感谢韦骅昕参与本书资料的收集。希望本书能给学习中医、喜好中医的人士增添一些乐趣，给传承传统文化的人士补充一些内容，特别是给青少年带来中医药的新知识和新视野。

韦　坚

2023 年 3 月

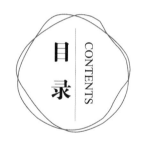

目 录 CONTENTS

诗词里的中医典故 / 1

杏林 / 3

赠王医士 / 3

青囊、肘后 / 7

闲坐忆乐天以诗问酒熟未（节选）/ 7

膏肓、二竖 / 11

送戴良辅药者归城郭（节选）/ 11

华佗 / 15

赠陈君景初（节选）/ 15

扁鹊 / 20

叹老三首（节选）/ 20

仓公 / 25

活人（节选）/ 25

张仲景 / 29

赠医者张生（节选）/ 29

诗词里的中医理论 / 35

难素 / 37

赠高善长一百韵（节选）/ 37

腠理 / 42

童卅须知衾裯八篇·其六 / 42

脏腑 / 46

病中招孙医士（节选）/ 46

经络、岐黄 / 50

赠岑医士（节选）/ 50

诗词里的中药 / 55

采药 / 57

赠虚谷倪医士 / 57

捣药 / 61

赠医士孙允道 / 61

刀圭 / 65

为俞子赠医朱寿甫 / 65

饵黄精 / 68

饵黄精（节选）/ 68

九节菖蒲 / 72

志宏送石菖蒲乃菖阳也作此诗以戏之（节选）/ 72

诗词里的中医诊治 / 77

脉诊 / 79

  河堤（节选）/ 79

汤药 / 84

  蜀中送项斯诚同年回京 / 84

五禽 / 89

  寄华岳孙逸人 / 89

针砭 / 94

  赠医博士范心斋（节选）/ 94

按摩 / 98

  又作二首自解其二 / 98

针石 / 103

  白发（节选）/ 103

艾灸 / 107

  灼艾（节选）/ 107

诗词里的中医传统 / 113

树德 / 115

  题金太医杏林诗卷 / 115

金篦 / 120

眼病二首其二 / 120

艾养生 / 125

予以病久不赴朝谒因灸三里穴罢信笔偶书 / 125

良相与良医 / 130

赠儒医陈西岩 / 130

世家 / 135

太医院使钱君宗嗣挽歌其二 / 135

儿科哑科 / 139

赠小儿科胡医士 / 139

礼赠 / 144

相思 / 144

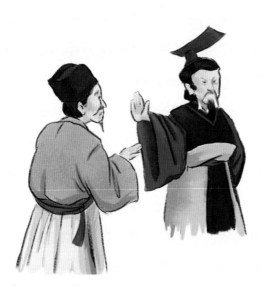

诗词里的中医典故

杏 林

赠王医士

明·吴与弼

杏林①春色满窗纱，
好是②当年董奉家。
我借馀③光辉客邸④，
神功⑤特向众人夸⑥。

注释

① 杏林：三国时期吴国董奉隐居庐山，为人治病不收取钱物，只要求重病恢复后种五株杏树，轻病恢复后种一株杏树，多年后杏树茂盛成林。后世以"杏林"代指中医或名医，并以"杏林春暖""誉满杏林"等称颂医家的医术高明。

② 好是：好像是。

③ 馀：多余，剩余。

④ 客邸：客馆，旅店。

⑤神功：神奇的功绩。

⑥夸：夸奖。

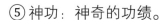译文

　　窗外杏林的春色占满了整个窗纱，好像是当年董奉家的杏林一样；我借用无尽的春光来照耀客居外地的府邸，这个医家医术神奇，特别值得向大家夸赞。

作者简介

　　吴与弼（1391—1469），字子傅。19岁即决心专治程朱理学，不参加科举。天顺元年被推荐授左谕德，坚辞不受。所著《日录》，悉言生平所得。学者称其为康斋先生，著有《康斋文集》。

中医药文化

杏林和杏林文化

　　董奉，字君异，号拔墘，与南阳的张机（张仲景）、谯县的华佗齐名，并称"建安三神医"。"杏林"典故来源于葛洪《神仙传·董奉传》，记载了东汉末年董奉济世救人的故事。在动荡的乱世，董奉医术高明，他不收患者钱物，只要求患者在病愈后种植杏树。经董奉救治的患者越来越多，杏树也越来越稠密，几年后，杏树茂盛成林。杏子成

熟时，董奉写下告示：来买杏的人，不必通报，只需留下
一斗谷子，就可自行摘去一斗杏。他用杏子交换来的谷子
赈济附近的贫苦百姓和南来北往的饥民。"杏林"故事成为
当时民间的美谈，形容医者医术精湛和医德高尚，作为历
代医者和医界的行为坐标，成为激励自我提高修养、造福
一方的典范。"杏林"从此成为中医的代称。历代中医每以

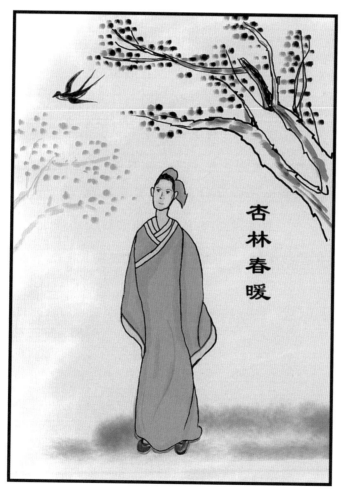

杏林春暖

"杏林人"自称，医著称为"杏林医案"，医技赞为"杏林圣手"，医德誉为"杏林春暖"。

历代文学名家留下许多赞誉董奉行医济世、独创杏林的历史名句，如唐代李白的"禹穴藏书地，匡山种杏田"，杜甫的"香炉峰色隐晴湖，种杏仙家近白榆"，宋代苏颂的"康王观里采芝田，董奉家边种杏坛"，元代成廷圭的"董奉仙居不可寻，君家种杏亦成阴"，明代唐寅的"人来种杏不虚寻，仿佛庐山小径深"，清代征士放的"吾亦知医术，平生慕董君。药非同市价，杏以代耕耘"，等等。这些都充分反映了杏林文化。唐代名医谢景先、明代名医郭东曾效仿董奉，种杏成林。元代名医严子成，在书画家赵孟頫病危时将其治愈，赵孟頫特意画《杏林图》相赠。当年董奉炼丹修道，以丹药治病，所以被百姓尊为仙师、仙人，在国内外一些地方，都有不少祭拜董奉的宫观。杏林文化体现了中华文化爱护生命、和谐自然的行为方式和道德准则。

青囊、肘后

闲坐忆乐天以诗问酒熟未（节选）

唐·刘禹锡

案头开缥帙①，

肘后②检③青囊④。

唯有达生⑤理，

应无治老方。

注释

① 缥帙：青白色的书衣，亦指书卷。

② 肘后：此与"案头"对仗，表示部位。

③ 检：查阅。

④ 青囊：指古代医家存放医书的布袋；青囊又与岐黄、杏林、悬壶同为中医的四大别称。

⑤ 达生：超越世俗的欲望而使生命畅达，指精神的存养之道，《庄子》中有《达生》篇。郭庆藩《庄子集释》引《经典释文》："达，畅也，通也。"

译文

打开书案上的书卷，在肘后存放医书的布袋里查阅医籍。世上只有通达人生的道理，却没有避免老去的药方。

作者简介

刘禹锡（772—842），字梦得，唐代著名文学家、哲学家，自称汉代中山靖王后裔。曾任监察御史，家世渊源于世代以儒学相传的书香门第，政治上主张革新，是王叔文永贞革新的中心人物之一，后来永贞革新失败被贬为朗州司马（今湖南常德）。刘禹锡是唐代中晚期著名诗人，诗造精绝，白居易称之为"诗豪"，与白居易并称"刘白"，与柳宗元并称"刘柳"。

中医药文化

刘禹锡擅长中医

《中国医学大辞典》记载："刘禹锡，字梦得，彭城人，唐贞元间举进士，笃好医方，济人甚众。诏修《本草经方》，集有《传信方》行世。"刘禹锡出生于书香门第，他的祖父、父亲都是闻名于世的学者。刘禹锡从小孱弱多病，曾使用针灸和药物治疗，但大多没有效果。出于对健康的渴望，大约17岁时，刘禹锡开始系统学习中医经典著作，读过《小品方》《黄帝内经》等医药书籍，学习脉诊，辨识中药材，日积月累，医技渐长。后来刘禹锡通过科举踏上仕途，与柳宗元同榜进士及第，同年登博学鸿词科。后来因"二王八司马"事件，刘禹锡与柳宗元等人先后被贬，仕途坎坷，他被一贬再贬，大半生零落漂泊。政治上的失意和多病的身体，使得刘禹锡投入更多精来研究中医药。刘禹锡常为亲朋好友治病，效果很好。刘禹锡用药重精，主张以药攻疾，不崇参芪补剂，这在服食之风盛行的唐代非常难得。唐宪宗元和十三年（818），刘禹锡在46岁时编著《传信方》两卷，因收录的方子都是经验证有效的，故名"传信"，传方守信之意，书中共收录50多个方剂。例如，芦荟治湿痒方是他少年时代从楚州卖药摊上学到的；用大蓝汁加雄黄、麝香治疗蜘蛛咬伤，也是从民间医生传授获得的；"柳州救死三方"是其密友柳宗元所赠。柳宗元

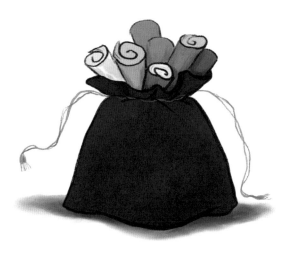

青　囊

在被贬柳州期间患上疔疮、脚气、霍乱等病，他根据亲身治疗体验，编写了《柳州救死三方》，疗效甚好，抄寄给了被贬远州的刘禹锡。《传信方》当时不仅在国内受到普遍重视，苏颂的《本草图经》、沈括的《良方》等医书均引用其中的方剂，而且流传到国外，如日本的《医心方》、朝鲜的《东医宝鉴》，都收录了《传信方》中的方剂。刘禹锡特别喜欢《黄帝内经》里的一句名言——上医治未病，这种重视养生的思想让他一生受益。在《传信方》中，刘禹锡留下一首著名的养生诗："生疾不必太忧心，三治七养谨而慎。不遵医嘱祸临头，谨于摄养病难存。"这首诗蕴涵了丰富的养生思想，"三分治七分养"也一直沿用至今。

膏肓、二竖

送戴良辅药者归城郭（节选）

宋·杨万里

一生百病都好去，
不但膏肓①驱二竖②。
寄言仲景③与安常④，
古今何代无医王。

注释

① 膏肓：常喻为人体隐藏要害之处。

② 二竖：常喻为病邪附着之体。

③ 仲景：张仲景（150～154—215～219），名机，字仲景，东汉南阳人。东汉末年著名医学家，后世尊其为"医圣"，被称为"千古医方之祖"。

④ 安常：庞安时，字安常，蕲水（今湖北浠水县）人，北宋著名医学家，被誉为"北宋医王"，所著《伤寒总病论》被推为中医经典。苏轼赞其"精于伤寒，妙得长沙

（指张仲景）遗旨"。

人这一辈子很多病都是可以治愈的，不仅仅是凶险危急的病。从古代医圣张仲景到现在的名医庞安常，从古到今哪一代会没有医术精湛的人呢？

作者简介

杨万里（1127—1206），字廷秀，号诚斋，南宋著名文学家、理学家。进士及第，历任国子博士、太常博士，与陆游、尤袤、范成大并称为"中兴四大诗人"。因宋光宗曾为其亲书"诚斋"二字，故有学者称其为"诚斋先生"。杨万里一生作诗两万多首，传世作品有四千两百余首，被誉为"一代诗宗"。杨万里学问渊博，才思敏捷，善于学习民歌优点，常以口语谣谚入诗，其诗号为"诚斋体"，以构思新巧、清新活泼著称，留下不少名篇。所作多描写自然景物，也有不少篇章反映民间疾苦、抒发爱国情感的作品，著有《诚斋集》等。

中医药文化

"病入膏肓"和"二竖为虐"的来源

在日常生活中，成语"病入膏肓"和"二竖为虐"很常见。实际上它们源于"膏肓"和"二竖"，出自《左传·成公十年》。"公梦疾为二竖子，曰：'彼良医也，惧伤我，焉逃之？'其一曰：'居肓之上，膏之下，若我何？'医至，曰：'疾不可为也，在肓之上，膏之下，攻之不可，达之不及，药不至焉，不可为也。'"杜预注："肓，鬲也。心下为膏。"这个故事是讲晋景公病重，向秦国寻求好医生，秦国派遣名医"医缓"来到晋国救治。医缓还没有到达的时候，晋景公做了一个梦，梦见疾病化身成两个小孩，一个小孩说："医缓是个技术精湛的医生，恐怕会伤害我们，往哪儿逃好呢？"另一个小孩说："不用怕，我们待在肓的上边，膏的下边，他能拿我们怎么办呢？"医缓来到晋国后，经过察色按脉，细心诊断，对晋景公说："病不能治了，病在肓的上边，膏的下边，用功效强猛的药治病，恐怕伤到重

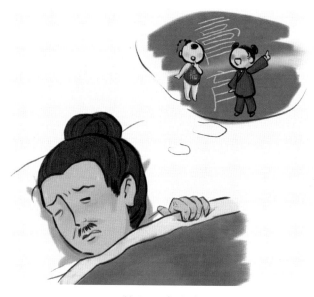

梦见两个小童

要脏器，不可用；用轻缓的药治病，恐怕难以到达病所，不必用。药物治疗没有效果，所以病不能治了。"晋景公听了，心想医缓所说果然验证了自己的梦，便说："你确实是医术高明的医生！"还叫人送了一份厚礼给医缓，让他回秦国去了。诚如医缓所言，不久晋景公跌倒而死。

"膏肓"一词主要是指人体隐藏的要害部位，一旦疾病侵入到这个关键部位，就说明无药可救了，这就是病入膏肓的来源。它既表达病情特别危险严重无法医治，也比喻事态严重到无法挽回的地步，或病魔给人带来严重危害。"二竖"是指故事中的两个小孩，代表疾病；"虐"指伤害、损害，"二竖为虐"是指一个人疾病缠身，饱受折磨，亦作"二竖为灾""二竖之顽"。

华 佗

赠陈君景初（节选）

宋·王安石

吾尝奇华佗①，肠胃真割剖。
神膏②既傅③之，顷刻活残朽。
昔闻今则信，绝伎世尝有。

注释

① 华佗：东汉末年著名的医学家。他医术全面，尤其擅长外科，精于手术，并精通内科、妇科、儿科、针灸等各科。华佗发明了麻沸散，可以让患者全身麻醉时进行外科手术。华佗被后人称为"外科圣手""外科鼻祖"。

② 神膏：《三国志·华佗传》，"病若在肠中，便断肠湔洗，缝腹膏摩，四五日，瘥，不痛。"诗中神膏是指华佗专用于腹部手术的药膏。瘥，病愈。

③ 傅：涂。

译文

我曾经惊异于华佗的神技,他能清楚地对肠胃进行分割和切开,涂上他的神膏后,在很短时间内就能使原来腐朽残烂的肠胃恢复活力。我以前只是听说,而现在则相信,这样的绝技在世上是曾经有过的。

作者简介

王安石(1021—1086),字介甫,号半山,北宋著名思想家、政治家、文学家、改革家。自幼聪颖,酷爱读书,后中进士,在宋神宗时期升为参知政事,后拜相,主持变法。因守旧派反对而被罢相。一年后,又被宋神宗再次起用,但不久又被罢相。王安石作为中国改革家闻名于世,列宁曾说:"王安石是中国11世纪时的改革家,实行土地国有未成。"其文学成就颇高,影响甚巨。其诗长于说理,精于修辞,以丰神远韵的风格在北宋诗坛自成一家,世称"王荆公体"。有《临川集》等著作存世。

中医药文化

华佗及其学术思想

华佗,字元化,沛国谯县人,是东汉末年杰出的医学家、药学家及养生学家。华佗融会贯通了中医理论体系和整体诊疗要点，以开创性的探索，形成独特的学术思想，深刻影响了后来中医药学的发展。华佗精通临床各科，最擅长外科手术，被后人称为外科鼻祖。病灶如果在患者腹腔，他便切开腹腔，割除病灶；疾病如果在患者肠部，他便切除肠道的病变，并清洗其余部分，然后缝合腹部以药膏敷抹。他近乎神技的医术在我国历史长河中留下独特的烙印，各代文人墨客诗句中，以"华佗再世""华佗神技"等来比喻和褒扬医生的精湛技术，并一直沿用到现在。他发明的麻沸散，开创了麻醉药运用于外科的先河，在我国医学史上是空前的，较欧洲早1600多年。在《三国演义》第七十五回中，记载了华佗为关羽刮骨疗毒的故事。

华佗倡导积极的体育锻炼和养生健身观念，参照虎、鹿、熊、猿、鸟五种禽兽形态各异的形象和特有的动作，创编了"五禽戏"。五禽戏既可用于治病，也可用于防病保健，一直流传至今，广受百姓欢迎。2011年，"华佗五禽戏"入选第三批国家级非物质文化遗产名录，为促进现代人的健康继续发挥着重要作用。

华佗在汤药养生等方面也有自己独特的技术。《后汉书·华佗传》记载华佗用漆叶、青黏创制出漆叶青黏散，服用后可以驱虫杀毒、通调五脏，有益寿延年之功效。

华佗夹脊穴现仍普遍用于针灸临床。它位于脊柱（第一胸椎至第五腰椎）旁左右对称各一穴，共有34个穴位，主治对应的脏腑及肢体经络疾病，也使后世在针灸治疗方面有了新的突破。

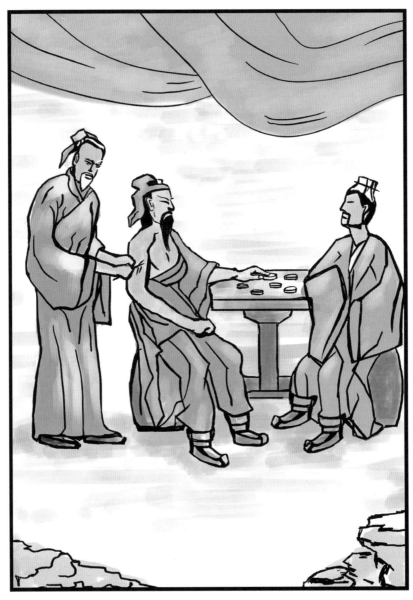

华佗为关羽刮骨疗伤

华佗在中国医学史乃至整个历史上的影响都是很大的，南北朝医家陈延之将华佗与神农、黄帝、扁鹊相提并论。华佗学术思想的影响遍及亚洲乃至整个世界。公元984年，日本学者丹波康赖所撰的《医心方》中引录了《华佗脉诀》《华佗方》《华佗别传》等著述中的许多内容和方法，表明华佗学术思想当时在日本已得到传播。

扁鹊

叹老三首（节选）

唐·白居易

吾闻善医者，
今古称扁鹊①。
万病皆可治，
唯无治老药。

注释

①扁鹊:（前407—前310）原名秦越人，春秋战国时期名医，确立了中医望闻问切的四诊法，精于内、外、妇、儿、五官等科，应用砭刺、针灸、按摩、汤液、热熨等法治疗疾病，被尊为"医祖"。

译文

我听闻擅长医术的人，古今都称其为扁鹊。千千万万种疾病都可以医治，但却没有治疗老去的药。

作者简介

白居易（772—846），字乐天，号香山居士，为新乐府运动的倡导者，是唐代伟大的现实主义诗人。自幼聪颖，读书刻苦，官至翰林学士、左赞善大夫。他是中唐时期影响极大的诗人，因与元稹共同倡导新乐府运动，世称"元白"，与刘禹锡并称"刘白"。白居易的诗歌题材广泛，语句优美，通俗易懂，形象鲜明，有"诗魔"和"诗王"之称。《琵琶行》《长恨歌》是白居易最有代表性的作品。

中医药文化

中医诊断学的鼻祖——扁鹊

中医诊断疾病的四种基本方法，即望、闻、问、切，总称"四诊"，相传是扁鹊根据民间流传的经验和多年医疗实践总结而成。

望诊，是指医生用肉眼观察患者外部的神色形态，以及各种排泄物（如痰、脓、粪、尿、月经和白带等），来了解和认识疾病的方法。闻诊，是医生通过听觉和嗅觉，收集患者说话的声音及身体、呼吸、咳嗽散发出来的气味等，作为了解和认识疾病的参考。问诊，是医生询问患者或知情人，了解患者的主观症状、疾病发生、演变过程、治疗经历等情况，作为诊断依据的方法。切诊，主要是切脉，也包括对患者体表一定部位的触诊。切脉大多是医生用手指切按患者的桡动脉处（腕部的寸口），根据患者体表动脉搏动显现的部位、频率、强度、节律和脉波形态等因素组成的综合征象，了解病证的内在变化。

扁鹊，姓秦，名越人，大约活动于战国中后期。他是一位具有传奇色彩的著名中医学家，其生平事迹在司马迁所著《史记·扁鹊仓公列传》中有比较详细的记载，此外在《战国策》《韩非子》《韩诗外传》《列子》《说苑》中也有一些片断记载。扁鹊行医范围很广，足迹遍布齐、赵、虢、周、郑、秦等国；其医术全面，涉及内、外、妇、儿、五官等科，其治疗方法，辨证施治，杂合参用，因病制宜，善于运用汤剂、砭石、针灸、按摩、熨贴、酒醪等方法。

扁鹊留给后世最宝贵的财富是他崇高的医德医风和所创立的四诊法。在四诊中，扁鹊特别擅长望诊和切诊。司马迁称："至今天下言脉者，由扁鹊也。"张仲景《伤寒论·序》曰："余每览越人入虢之诊，望齐侯之色，未尝不慨然叹其才秀也。"扁鹊对齐桓侯疾病在腠理，继而移入血脉、移入肠胃、深入骨髓的四次诊断，体现了他极高的望诊水平。

一次，扁鹊路过齐国，齐桓侯召见他。在上朝拜见时，扁鹊说："君王皮肤肌肉交接处有病，不进行治疗恐怕病会深入。"齐桓侯说："寡人没有病。"扁鹊出去后，齐桓侯对左右身边人说："医生喜好获得名利，想治疗没有病的人以邀功。"过了五天，扁鹊再见齐桓侯，说："君王血脉里有病，不进行治疗恐怕病会加深。"齐桓侯又说："寡人没有病。"扁鹊出去后，齐桓侯很不高兴。又过了五天，扁鹊去见齐桓侯，说："您的病已在肠胃间，不进行治疗，疾病将更深入体内。"齐桓侯仍不肯答话。扁鹊出去后，齐桓侯仍不高兴。五天后，扁鹊又去朝中，看见齐桓侯就跑走了。齐桓侯派人问他缘故，扁鹊说："疾病在皮肉之间，汤剂、药熨的效力就能达到治病的目的；疾病在血脉中，靠针刺和砭石的效力也能达到治病的目的；疾病在肠胃中，药酒的效力能达到治病的目的；但疾病进入骨髓，即便是掌管

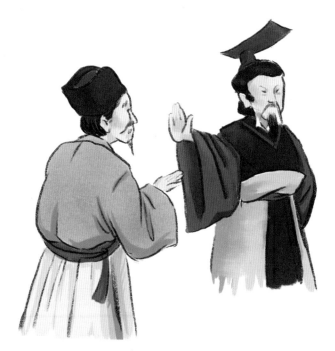

扁鹊见齐桓侯

生命的神也无可奈何。现在君王疾病已进入骨髓，因此我不再要求为他治病。"五天后，齐桓侯果然病故，此时扁鹊早已离开齐国。

扁鹊的故事在全国各地广泛流传，许多地方有历史悠久、规模宏大的纪念扁鹊的建筑，如扁鹊庙、扁鹊墓、扁鹊故宅等遗迹。古人将《难经》也托名为扁鹊所著。

仓 公

活人（节选）

宋·张明中

扁鹊仓公①一笑还，
顿令僵仆②忽开颜③。
君于那处传衣钵④，
名与古人齐等班。

注释

① 仓公：即淳于意，西汉医家。曾任齐太仓令，精于医道，针药并用，治病多验。司马迁在《史记》中，把他与扁鹊合并立传，即《扁鹊仓公列传》。

② 僵仆：僵硬仆倒，文中可以解释为重病倒地。

③ 开颜：脸上表现出高兴的样子。

④ 传衣钵：取自佛教，传授佛法。衣，袈裟；钵，食具。禅宗自初祖至五祖皆以衣钵相传，作为传法的信证，后表示传授、传承。

译文

　　如果扁鹊仓公能够笑返世间，他们就可以迅速将危重的病人救活，让他们脸上重新浮现健康的微笑。你如果从他们那里得到了医术精髓的传授，未来也会和这些古代名医一样，被后人传诵。

作者简介

　　张明中，号敬斋，宋代人，生平不详。张明中的诗作，据《永乐大典》《诗渊》所录，编为一卷。

中医药文化

淳于意创建我国最早的医案——诊籍

　　《史记·扁鹊仓公列传》记录了淳于意的二十五则医案，当时称为"诊籍"，是中国现存最早的病案。

　　淳于意因曾任齐国的太仓长（一说太仓令），人称仓公。他年轻时执着钻研医术，拜名医公孙光、公乘阳庆为师，学习黄帝与扁鹊的脉书、五色诊病的方法，以及药物方剂等书。三年后他出师行医，足迹遍及山东。淳于意在诊疗过程中记录患者的情况，并保存起来，内容涉及患者的姓名、年龄、性别、职业、居处、病名、脉象、诊断、病因、治疗、用药、疗效等。他把这些医案装订成册，起名叫"诊籍"。诊籍的体例开创了医案写作之先河，这种记录方法至今仍为门诊和住院病历的书写借鉴和沿用。难能可贵的是，淳于意不仅记录了成功治愈的病例，还真实记录了诊治失败的病例。一个完整的医案就是一个学教过程，记述的是一个患者求医诊治的真实故事，也是临床医生精益求精、磨炼技术的提高过程。

现代"诊籍"（病历）是医疗工作的重要凭证

受到当时思想所限，古代医术传承一直是单传私授的方式，名医不公开收徒授课。淳于意打破传统旧俗，公开带徒教授，避免了医术的失传。他的弟子较多，有的还是奉各地诸侯王之命前来拜师的医生。他曾先后向宋邑、高期、王禹、冯信、杜信、唐安传授医术，主要内容为经脉、脉诊、汤药、奇病、四时阴阳、针灸等。他因材施教，培养了一批优秀的医家，这对于中医学的传承和救治黎民百姓有非常重要的意义。淳于意也是秦汉时期文献记载中带徒最多的一位医家。

张仲景

赠医者张生（节选）

明·王世贞

吾怜张仲景，卖药不论钱。

白屋①人偏起，青囊手自编。

獭从针底失②，蛇向壁间悬③。

欲识仓公姓，还凭太史篇。

注释

① 白屋：贫民。

② 獭从针底失：古代典故，取自南宋张杲《医说》之"妙针獭走"，指宋代医家王纂以针灸治疗一女性患者，下一针，有一獭从患者体内跑出，患者即痊愈，意指针到病除。

③ 蛇向壁间悬：指"悬蛇疾"，泛指"无法治愈之症"，典出东汉应劭《风俗通义·怪神》。"予之祖父郴为汲令，以夏至日请见主簿杜宣，赐酒。时北壁上有悬赤弩，照于

诗词里的中医典故

杯中，其形如蛇。宣畏恶之，然不敢不饮，其日便得胸腹痛切，妨损饮食，大用羸露，攻治万端，不为愈。后郴因事过至宣家，窥视，问其变故，云畏此蛇，蛇入腹中。郴还听事，思惟良久，顾见悬弩，必是也。则使门下史将铃下侍徐，扶辇载宣于故处，设酒杯中，故复有蛇。因谓宣'此壁上弩影耳，非有他怪'。宣意遂解，甚夷怿，由是廖平。"此典也是成语杯弓蛇影的出处。

译文

我崇敬仲景，济世活人不慕荣利。他出自寒门，勤学百家，精研医术，针到病除，立竿见影，别出心裁，力起沉疴。你的医术就像仓公一样高明，史家也会记录下你的事迹。

作者简介

王世贞（1526—1590），字元美，号凤洲，又号弇州山人，太仓人，明代文学家、史学家，"后七子"领袖之一。官刑部主事，累官刑部尚书，卒赠太子少保。为官正直，不附权贵。好为古诗文，始与李攀龙主文盟，主张"文不读西汉以后作，诗不读中唐人集"，以复古号召一世。攀龙死，独主文坛二十年，影响尤大。王世贞推崇作诗要效法盛唐，但他的最高诗歌理想是汉魏古诗的自然质朴。著有《弇山堂别集》《弇州山人四部稿》等。

张仲景与《伤寒论》

张机，字仲景，生活在东汉末年，他曾向同乡名医张伯祖学习，当时人们就说，他思想缜密，能超过他的老师。张仲景医术高明，与同时代华佗齐名，魏晋人多以华佗张仲景并称。"建安七子"之首的王粲在21岁时遇到张仲景，张仲景说："你有病，如果不早点治，到了40岁眉毛就会脱落，脱落后再过半年你就会死，如果你现在服用五石散，还有救。"王粲听后，觉得他言语冒犯，接受他的汤药却没有服用。过了三天，张仲景又见到王粲问："吃药没有？"王粲骗他说："吃了。"张仲景仔细看了看他的脸色后，说："看你的脸色根本不是吃过药的样子，你这么年轻，为什么不爱惜自己的身体呢？"王粲没有回答，他也不以为然。在王粲40岁的时候，果然出现眉毛脱落，半年后就去世了。

张仲景曾任长沙太守，在战乱年代，虽然他身居官位，但时刻不忘救治百姓。因为他不能随便出入民宅，也不能轻易接近普通老百姓，于是张仲景每逢农历初一、十五停办公事，在平常办公的地方上置案诊病，当时官吏审案办事的地方常被称为堂，所以他被称为"坐堂大夫"。后世尊张仲景为张长沙，他的经方称为长沙方，都是因为他曾任长沙太守。

张仲景收集了大量资料，结合他个人临床实践经验，撰写了《伤寒杂病论》。《伤寒杂病论》在后世被分为《伤寒论》和《金匮要略》，是我国最早的理论联系实际的临床诊疗专书，创造性地确立了对伤寒病进行"六经分类"的辨证施治原则，奠定了理、法、方、药的理论基础。历代有关注释、阐发《伤寒杂病论》的著作很多，新中国成立至今，《伤寒论》相关研究著作出版数量超过上千本。《伤寒论》载方一百多首，这些方剂的药物配伍比较精炼，被后世医家所推崇，并奉为经典，许多著名方剂，经过千百年临床实践的检验，至今仍被广泛使用，张仲景也被后世尊为"医圣"。

《伤寒杂病论》刊世后，在海内外影响深远，尤以日本、韩国更甚。公元 630～701 年，唐代的医籍大量传入日本，《伤寒杂病论》在日本得到广泛的应用与发展，至江户时代达到鼎盛时期，形成的古方派长期占据日本汉方医学的主要领地。如今，在日本狭义上的"汉方"是指《伤寒杂病论》的药方。由此可见，《伤寒杂病论》在日本汉方医学史上有着无可取代的地位。尽管韩国尚未发现较完整的在其国内流传的《伤寒杂病论》版本，但引用《伤寒杂病论》的资料还是非常丰富的，且其学术思想对韩医学的影响巨大。韩医学在提出"四象医学"理论后，形成了自己的独特的医学理论。"四象医学"理论的提出深受《伤寒杂病论》六经辨证理论体系的影响。韩医学经典著作《东医寿世保元》所引用的 137 个医案中，应用张仲景方的医案有 66 个（约 48%）。1993 年国际权威医史研究机构英国伦敦维尔康医史研究所，将张仲景列入 29 位世界医史伟人名单，加以弘扬和纪念。

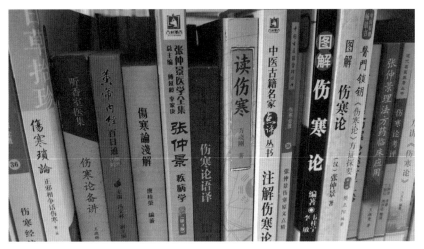

现存众多研究《伤寒论》的著作

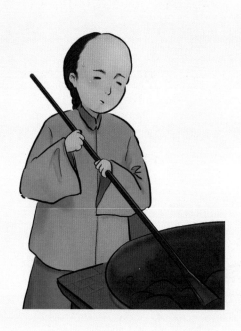

诗词里的中医理论

难　素

赠高善长一百韵（节选）

元·耶律楚材

先生乃医隐，退身慕羲皇①。

难素②透玄旨，针砭能起僵。

可并华扁迹，可联和缓③芳④。

门生⑤皆良医，西海高名扬。

注释

①羲皇：伏羲为三皇之一，故曰羲皇，被奉为中华文明的人文始祖。"伏羲八卦""伏羲制九针"是伏羲文化的重要组成部分，对中医学有深远影响，为中医学奠定了理论基础。

②难素：《难经》和《素问》（《黄帝内经素问》的简称）的并称，《难经》原名《黄帝八十一难经》，是现存较早的中医经典著作，内容包括了脉诊、经络、脏腑、阴阳、病因、病机、营卫、腧穴、针刺、病证等方面。《素问》与

《灵枢经》组成了《黄帝内经》一书，《素问》主要为中医基础理论。"难素"常泛指古代中医医籍。

③和缓：春秋时秦国优秀医生和与缓的并称。

④芳：美好。

⑤门生：亲自授以学业的学生。

译文

先生退隐为医仰慕伏羲；您从古代医籍中参透深奥医理，用针灸砭石让患者起死回生；您的事迹可与华佗、扁鹊并列，您的美名可与优秀医生和、缓并称；您的学生们都是优秀医生，在西海一带名声广为传扬。

作者简介

耶律楚材（1190—1244），字晋卿，号湛然居士，元代杰出政治家。契丹族，仕蒙古三十年，窝阔台汗在位时官至中书令（相当于宰相），提出"以儒治国"并制定了政策，为元代的建立奠定了基础。他酷爱诗歌，现存于世的有《湛然居士文集》，共14卷。其诗韵律流畅沉稳，风骨雄健豪放，境界开阔，情调苍凉。

《素问》是中医经典著作

《素问》与《灵枢经》合称《黄帝内经》。《黄帝内经》是中国现存最早的中医理论专著，它总结了先前的中医诊疗经验和学术理论，创建了中医学独特的理论体系，为后世中医学的发展确定了方向。一般认为，该书并非出自一时一人之手，而是由战国至秦汉时期许多医家搜集、整理、总结而成。两千多年来，后世医家无不将其奉为医学经典，视为学医必读之书。

《素问》之名最早见于张仲景《伤寒杂病论·序》，后几经散失。现存《素问》9卷，共81篇，主要为对话的形式，黄帝提问，岐伯作答，提问简明扼要，回答娓娓而谈，层次分明，讲述了自然、环境与人们情绪之间的关系，生活习惯与健康之间的关系，病症变化和预后的见解等。各卷有阴阳五行、藏象、治法、诊法、病机、疾病认识、腧穴和针灸、治则与医德、养生等内容，阐释了阴阳五行理论、天人合一整体观、脏腑气血理论、病因病机、治则治法。《素问》建立起沿用至今的中医理论体系，主要有：①脏腑理论：是通过研究人体脏腑和经络之间的相互作用、联系和外在表象，以及在病理环境下的相互作用。②病机理论：

研究疾病的产生、发展、变化，以及预后。③诊法理论：主要通过望闻问切四诊判断病情。④治则治法理论：治则强调治未病，采取因时、因地、因人制宜的三因治病，注重治病求本和辨证论治等，治法介绍了正治反治、针灸补泻等。

《素问》不但是中医理论的发端，也是中华优秀传统文化的重要组成部分，对东亚传统医学乃至世界医学有着广泛影响。经过日本人抄录、复刻及不断研习，《素问》不断融入日本传统医学中。到了日本江户中晚期，日本汉方医学考据学派对《素问》的研究极为系统和深入，并撰写了

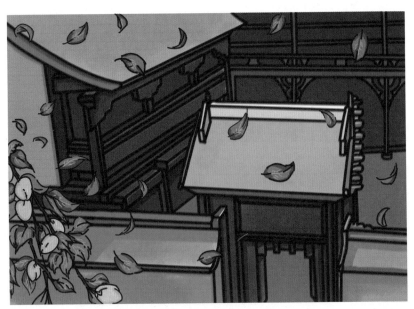

《素问》强调养生应顺应天气变化

《素问识》《素问绍识》《素问札记》《素问考注》等著作。韩国学者李圭晙于1904年撰成《素问大要》，扩大了《素问》在韩国的影响。到现代，《素问》相继被译成英、德、法等多国语言的版本流传海外。

腠 理

童丱①须知衾裯八篇·其六

宋·史浩

被衣②不要大温然，

腠理③开舒易感寒。

譬似檐隈④生草木，

不禁霜雪便彫残⑤。

注释

①童丱（guàn）：指童子；童年。丱，总角，古时儿童束发为两结，向上分开，开状如角。《诗经·甫田》："婉兮娈兮，总角丱兮。"

②被衣：把衣服披在肩背，这里指穿衣。

③腠理：腠，指肌肉的纹理。理，指皮肤的纹理，中医是指皮下肌肉之间的空隙和皮肤、肌肉的纹理，是疾病入侵人体的门户通道。

④檐隈：檐，房顶伸出墙壁的部分。隈，角落。

⑤彫残：凋散，零落。

小孩子穿衣服不要太过于温暖，因为这会使腠理打开，容易感染风寒，影响小孩子的发育和健康；小孩子的身体就好像躲避在屋檐角落的草木一样脆弱，一旦遭受风寒霜雪的侵蚀就容易凋谢残缺。

作者简介

史浩（1106—1194），字直翁，号真隐，明州鄞县（今浙江宁波）人。南宋政治家、词人。曾申辩岳飞之冤，官至右丞相，配享孝宗庙庭，为昭勋阁二十四功臣之一，著有《尚书讲义》《鄮峰真隐漫录》等。

中医药文化

若要小孩安，三分饥与寒

古代医家在看护照顾小儿方面积累了丰富经验，许多金句传诵至今。"若要小儿安，常受三分饥与寒"出自明代万全的《育婴家秘》，这句话对小儿疾病预防起了指导作用，体现了中医"治未病"的思想。

历史上医家对这一思想有广泛共识，唐代孙思邈在《备急千金要方·初生出腹论》中记载："儿衣绵帛，特忌厚热，慎之慎之。"元代曾世荣在《活幼心书·小儿常安》中云："四时欲得小儿安,常要一分饥与寒;但愿人皆依此法,自然诸疾不相干。"清代梁同书在《直语补正》中云："若要小儿安,常带三分饥与寒。"

万全进一步指出:"饥,谓节其饮食也;寒,谓适其寒温也。勿令太饱、太暖之意,非不食、不衣之谬说也。"它明确告诫父母,对小儿的饮食和冷暖必须有节制,饮食达到七分饱,穿衣保温到七分暖,这样才有助于小儿增强身体的抵抗力,健康地发育成长。

中医学认为,小儿是纯阳之体,内部脏器娇弱,但生机蓬勃,发育迅速,所以生病易化热。吃得过饱,会增加脾胃负担,损伤功能,反而使营养不能吸收。不能及时消化的食物还有可能引起积食、消化不良、腹痛、便秘等,时间久了会引起厌食、消化不良,影响小儿的健康。另外,小儿经常吃得太饱还会引起热量摄入过多,增加超重或肥胖的风险。穿得过暖,会使小儿散热困难,小儿天性活泼好动,运动量较大,新陈代谢快,容易出汗,浸湿的贴身衣服,若不能及时更换,又被寒风吹过更易感冒。另外,穿衣过暖还会影响孩子自身的体温调节功能,在生热病后会出现壮热、抽搐、昏迷等症状。所以唐代孙思邈在《备急千金要方·初生出腹论》中记载,"不可令衣过厚,令儿伤皮肤,害血脉""儿衣棉帛,特忌厚热,慎之慎之。凡小儿始生,肌肤未成,不可暖衣,暖衣则令筋骨缓弱"。

在现代社会，小儿疾病以外感病、脾胃病为多，究其原因多为家长调护不当造成。这句话正是古人针对小儿的生理特点及父母的溺爱易产生的不良后果而提出的，对于现今的小儿养护仍有指导作用。

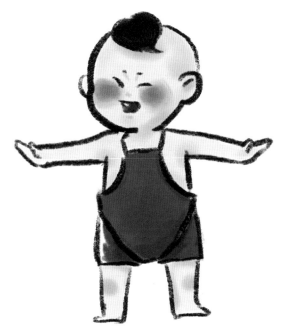

若要小孩安，三分饥与寒

脏 腑

病中招孙医士（节选）

宋·彭龟年

鼕鼕①才动热蒸蒸②，
直到更初渐渐清③。
脏腑④始⑤坚今反利⑥，
痰涎⑦愈盛气难平。

注释

①鼕鼕（dōng dōng）：即冬冬鼓。唐初，大臣马周提议为宵禁设立街鼓，街鼓在长安城内主干道，击鼓时咚咚发声，宵禁开始与结束时击鼓通报。宋朝效仿唐长安城，设置有街鼓。

②蒸蒸：蒸，熏蒸。

③清：寒凉，凉。

④脏腑：中医术语，中医总称人体内部的主要器官。心、肝、脾、肺、肾为五脏，胃、胆、三焦、膀胱、大肠、

小肠为六腑。

⑤始：过去，以前。

⑥利：通利。

⑦痰涎：中医术语，指痰液和口水，偏向于指痰液。

译文

冬冬鼓刚开始打鼓的时候就感觉身体像被熏蒸那样大热，直到下一更开始时才渐渐感到清凉；脏腑以前就强壮坚固，现在重新回归流畅和谐的运转，但痰液越来越多，呼吸难以平顺。

作者简介

彭龟年（1142—1206），字子寿，号止堂。南宋大臣、诗人。在朝言事面折廷争，善恶是非，辨析甚严。利用其政治地位传播扩大了理学影响，为湖湘学派的代表人物，著有《止堂集》。

中医药文化

迥异于金庸"江湖医学"的脏腑理论

很多人最早了解到中医的脏腑知识，源于金庸的武侠小说。在金庸的侠义世界中，对中医理论、药物、针灸经络等多有涉及，构建成创意非凡的"江湖医学"。但金庸毕竟是小说家，并非专业医学人士，有关中医药的描述难免有夸大甚至杜撰之处。其中，最容易误导大众的是脏腑相关的内容。如在《笑傲江湖》中，青城派余沧海使用摧心掌，使中掌者内脏裂成七八片而死，《射雕英雄传》中，王处一中了藏僧之毒，内脏毒气未净，只能让郭靖去帮他配药调治，等等，这些所谓的脏腑知识与中医学相去甚远。

五脏六腑是中国人沿用了很久的一个成语，代指人体内的各种器官，实际上它也是脏腑理论的核心部分。中医学把人体内的重要脏器分为脏和腑两大类，这是根据功能和形态不同区分的。脏，即五脏，指心、肝、脾、肺、肾，主要指胸腹腔内部组织充实的一些器官；腑，即六腑，胆、胃、大肠、小肠、膀胱、三焦（将人体的胸腔和腹腔分为上焦、中焦、下焦，统称为三焦），大多是指胸腹腔内一些中空有腔的器官。

值得注意的是，中医学里的脏腑，除了指解剖的实质性器官，更重要的是对人体生理功能和病理变化的概括，与西医解剖学中的器官名同实异，所以不能把两者等同起来。此外，在脏腑中，还有奇恒之腑，是指的脑、髓、骨、脉、胆、女子胞。女子胞是指女子的子宫。人体作为一个有机整体，在生理上脏腑间相互联系与促进，在病理上又彼此制约与影响。脏腑虽存于体内，但其生理、病理方面的变化，都有征象表现在外。脏腑理论是以五脏六腑为中心，通过经络系统在内归属于脏腑，在外联络到四肢，将脏腑、五官、九窍、四肢等全身形体官窍联结成有机整体，以整体观察的方法认识生命活动规律。

中医治疗采取辨证施治，是基于脏腑理论及其他相关理论。正常情况下，人的外在活动功能需要脏腑协调稳定地运转，人在生病后也可以通过重新恢复脏腑协调来恢复功能，如《黄帝内经》说"肾气通于耳，肾和则能闻五音矣"，耳有病可通过治肾获得疗效。

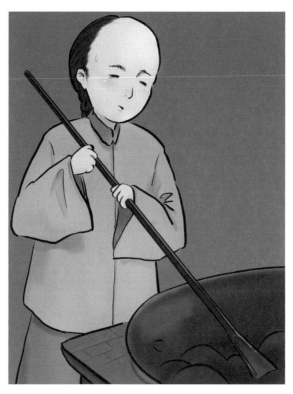

人体外在活动功能需要脏腑协调稳定地运转

经络、岐黄

赠岑医士（节选）

元·郑元祐

> 经络多岐①脉贯身，
> 颠崖②性命属谁伸③？
> 如生独得岐黄④秘，
> 起死能兼郭华⑤神。

注释

①岐：分支，叉路。

②颠崖：山崖之顶，此处指处于悬崖危险境地。

③伸：延伸，扩展。

④岐黄：指古代中医奥妙医术医理。梁章钜《称谓录·医》引《帝王世纪》："黄帝命岐伯论经脉旁通问难为经，后世习其业者，故谓之岐黄。"

⑤郭华：郭玉、华佗的合称。郭玉，东汉名医，时为太医丞，医道高明，兼重医德，是汉和帝时最负盛名的医

学家。

经络分叉多行，脉络纵贯全身，谁来拯救处于悬崖一般岌岌可危的生命？他独得古中医的秘术，可以使人像以前一样存活，他同时得到了华佗和郭玉的神技，可以从死神手中挽救生命。

作者简介

郑元祐（1292—1364），字明德，元代诗人。儿时伤右臂，长大后能左手作楷书，世称一绝，遂号"尚左生"。四十年侨居于吴中，时人和后人都把他作为吴中学人的代表，当时吴中碑碣序文之作多出其手，诗清峻苍古。著有《遂昌杂志》《侨吴集》。

中医药文化

针灸铜人的传奇

针灸铜人是由铜打造的人体模型，是针灸经络经穴教具。众所周知，经络和穴位非常复杂。

十二经脉及其分支在人体纵横交错，归属于脏腑，奇经八脉联系沟通十二经脉，它们构成了一个遍布全身的网状系统。穴位主要指人体经络线上特殊的点状部位。中医通过针刺、推拿、艾灸、穴位按压等刺激相应的穴位治疗疾病。记住名称不同、种类繁多的穴位确非易事。

公元1023年，宋仁宗赵祯为明示针灸经脉循行线路和腧穴定位，下诏命王惟一铸造铜人。1027年，在王惟一主持下，铸成了两具一模一样的针灸铜人，时值宋代"天圣"年，两具铜人被称为"天圣针灸铜人"。铜人不仅是教具，也是考试道具，使用了100年。铜人外表刻有354个穴位，旁用金字标明穴位名称。当进行针灸考试时，考官会将水银注入铜人体内，再将铜人体表涂上黄蜡，完全覆盖穴位，考生须熟识穴位，准确扎穿穴位，水银就会从穴位中流出，即针入汞出。它开创了世界上用铜人进行针灸教学的先河。学医者只有在针灸铜人上考试过关，才有资格拿到上岗证书。天圣针灸铜人铸成后，被北宋朝廷视为国宝，周边国家也将天圣针灸铜人

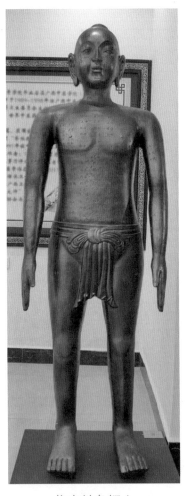

仿古针灸铜人

视为奇异之物。几经战火，400多年后，天圣针灸铜人已经破旧不堪。明英宗诏命仿照它铸造新的针灸铜人，被称为"正统针灸铜人"。正统铜人自铸成后一直藏于明、清太医院中，直到1900年，八国联军入侵北京时被俄军掠走，被视为奇物，随后，清政府与八国议和，想要回被掠去的正统铜人，俄军不肯。清政府只能于1904年新铸一具针灸铜人，史称"光绪铜人"。受天圣针灸铜人的影响，明清两代，公私铸造铜人很多。韩国和日本根据宋代标准也绘制了他们自己的铜人图、仿制铜人，并被尊为国宝。

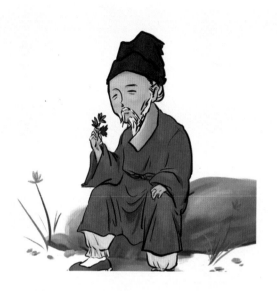

诗词里的中药

采 药

赠虚谷倪医士

宋·何梦桂

采药山中不记秋①，
竭来②卖药驾青牛③。
劝君莫入长安市，
恐被旁人识伯休④。

注释

①秋：一年的时间。

②竭来：归来。

③青牛：黑毛的牛。

④伯休：韩康，字伯休，东汉人，常游走于名山采药，再到长安集市上叫卖，三十多年不变，从不讲价。一次，一个女子向韩康买药，韩康坚持价格不变。女子怒骂："你莫非就是韩伯休？从不讲价！"韩康长叹说："我本来想要逃避我的名声，现在被小女子知道，我何必再卖药！"于

是逃入山中隐居。

译文

您在山中采药忘记了时间，归来时您骑着黑牛满载药材；劝您不要去长安的集市里卖药，因为旁人会将您像伯休那样认出来。

作者简介

何梦桂（1229—1303），字岩叟，别号潜斋。宋代诗人、文学家。曾任大理寺卿，宋亡不仕，著书自娱，终老家中。精于《易经》。著有《潜斋集》《易衍》等。其《潜斋文集》11卷，收入《四库全书》。

中医药文化

《梦溪笔谈》说采药

沈括（1031—1095），号梦溪丈人，北宋科学家、政治家，著有《梦溪笔谈》。它总结了我国古代，特别是北宋时期社会科学和自然科学等方面的重要成就，内容丰富，包括政治、经济、天文、气象、物理、数学、地理、动物、植物、化学、历史等，有很大篇幅记载了中医药研究情况，也特别对中药采药作了论述。

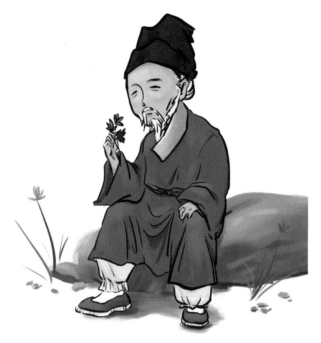

采 药

　　《梦溪笔谈》认为，旧时采药时间多在每年的二月和八月，这个时间并不恰当，只是因为在二月草木已经发芽，八月草木细芽还未枯死，采药人此时容易辨识各种植物，然而这个时候采摘的药材未必是质量最好的。大体来说，用根的药材，如果要用到老根，必须在没有茎叶的时候采摘，这样植物的精华都归入老根中。比如萝卜、地黄，没苗的时候，根就结实而沉重，有苗的时候，根则变得空虚而轻瘦。那些没有老根的植物则等待苗刚长成、但没有开花的时候采摘，这时候根已经长够，而且还没有开始衰竭。又如紫草，没有开花的时候采摘，根的颜色鲜艳光泽，

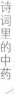

而开过花后采摘则根的颜色黯淡。采摘叶子需要等到叶子刚刚长够长度，采摘芽需要芽刚长足时候采摘，采摘花朵需要花初时候采摘，采摘果实要等到果实成熟的时候采摘，不要局限于固定的月份。由于气温早晚变化，各地天气气候不同，像有些在平地三月开花的植物，在深山直到四月才开始开花，这就是受到地势高低不同的影响，像竹笋，有二月生的，也有三月、四月、五月份生的；像稻谷，有七月熟的，也有八月、九月、十月熟的。这是物种的区别导致的。岭南一带的草木，经常过冬都不凋零，而北方地区的乔木，一到秋天就开始落叶。南方地区的桃李在冬天也会结果，而北方的桃李到夏天才开花，这是各地地理气候不同的缘故。同一块田地的庄稼，经常施肥和浇水的部分就会首先发芽；同一块山丘的谷物，后种的部分就晚结果实，这是人为因素造成的不同结果。因此采药的时间要根据具体的情况来定，不能局限在固定的时间。

捣 药

赠医士孙允道

元末明初·刘崧

架上方书①手写成，
柴门长掩背西城。
一帘香雾微风起，
又听云窗②捣药声。

注释

① 方书：医书。
② 云窗：云雾环绕的窗户。

译文

架子上的医书是您亲笔著作，简陋的柴门遮挡着背后的
西城；伴着微风吹起，一阵香雾弥漫，在窗外云雾缭绕之
中，又传来了捣药的声音。

作者简介

刘崧（1321—1381），字子高，原名楚，号槎翁，元末明初诗人、文学家，自幼博学，官至吏部尚书，廉洁谨慎。博学广识，专长写诗，是明初江右诗派的代表人物。其诗歌温柔典雅，内容清浅，著有《北平八府志》《槎翁诗文集》《职方集》。

🌿 中医药文化

捣药声引出皇帝药

捣药是指坚硬的中药，如根茎类、种子果实类、动物骨甲类、贝壳类、矿石类，按照煎煮或其他剂型需要，加工成小块或粗粉。捣药的目的是为了粉碎药物坚硬的外壳，利于煎出内部有效成分，提高药物使用率。在古代，捣药多是人工操作，所以显得非常普遍和重要。在民间流传着许多与捣药相关的神话故事，比如传说中月亮里的玉兔捣药，《西游记》中玉兔精拿着捣药杵和孙悟空对战。历史上，捣药声还引出一株与皇帝同名中药的故事。

据唐代李延寿《南史》记载，"刘寄奴"的药名与南北朝时宋的开国君主刘裕有关。刘裕小名寄奴，中学课本曾学过宋代文豪辛弃疾"金戈铁马，气吞万里如虎"以赞誉刘裕功绩。刘裕少时家贫，靠割苇砍柴为生。一次，他撞见一条数丈大蟒，急忙拉弓射箭，大蟒负伤逃离。第二天他又上山，却隐隐约约从远处传来一阵阵捣药声，即随声偷偷观察，只见在草木深处，几个青衣童子正在捣药，便上前问道："你们在这里为谁捣药？治什么病呢？"童子说："我家大王被刘寄奴射伤，我们来采药捣碎，做成散药敷在患处。"刘裕一听便大吼道："我就是刘寄奴。"童子吓得弃药逃散而去，刘裕便将其草药和臼内的成药一并带回。后来刘裕领兵打仗，凡遇到士兵刀剑外伤，便把此药捣碎，敷在伤口，颇有奇效。但士兵都不知叫什么药名，只知是刘寄奴射蛇得来的神仙草药，所以就把它叫作"刘寄奴"。这是唯一一味用皇帝名字命名的中草药，一直流传到现在。

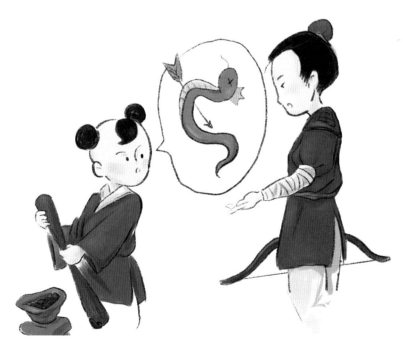

捣药声引出皇帝药

　　中药药名不仅是文字符号，也承载着悠久的中国传统文化。"刘寄奴"一名最早出自唐代苏敬《新修本草》，曰："刘寄奴草，味苦、温，主破血，下胀，多服令人痢，生江南。"刘寄奴"射蛇得药"的典故，流行最广，并被明代李时珍《本草纲目》等后世本草著作承传。

刀 圭

为俞子赠医朱寿甫

明·王世贞

肘后青囊也自奇，
一膏肓①起一刀圭②。
竖儒③那有隋珠④报，
祗⑤乞⑥王郎七字诗。

注释

①膏肓：古人把心尖脂肪叫"膏"，心脏与膈膜之间叫
"肓"。常用来比喻凶险难治的疾病。

②刀圭：中药量器名。

③竖儒：儒生用以谦称自己。

④隋珠：随侯之珠，与和氏璧并称的传世珍宝。

⑤祗：恭敬。

⑥乞：求，讨。

译文

这个医生的医术堪称神奇，一刀圭中药就能救起一个危重病人；我只是一介书生，没有什么稀世珍宝作为回报，就恭恭敬敬地请王郎写一首七言诗以示感谢。

中医药文化

中药熏蒸与黄芪外治

中药熏蒸疗法以药力与热力的双重作用，使药物直接作用于局部，通过皮肤表层吸收、角质层渗透和真皮层转运直达病灶或循经所行，改善血液和淋巴循环，促进组织再生；又可刺激外周传入神经反馈信息至大脑相应功能区，促进大脑功能缺失区联络的沟通和觉醒，产生积极的康复效果。中药熏蒸具有温经活血、舒筋缓急、除湿止痹的功效，对许多疾病功效独到，广受患者欢迎。在医院，中药熏蒸常常用在特定现代熏蒸设备中，但实际上这种方法古已有之。

《旧唐书·方技传》记载：唐代许胤宗在南陈新蔡王手下做官时，一次，柳太后突然患中风，嘴巴不能说话，遍请名医未取得效果。由于柳太后紧闭嘴唇，不能服药，众医生束手无策，毫无办法。精通医药的许胤宗不以为然，他向新蔡王解释，只要以汤药熏蒸，药物通过太后肌肤进入肌体，就可代替口服汤药，起到调理气血的目的，太后的病情就可逐渐恢复。他的提议得到新蔡王认可，于是用黄芪、防风两味药煮汤数十斛，放到柳太后的床下，药气弥漫，烟雾缭绕，柳太后当天晚上就能说话。经过一段时间调理，太后便康复同以前一样了。许胤宗由于治好了柳太后的中风而出了名，还因此被任命为义兴太守。元代《御药院方》记载了皇帝、皇后治疗关节痛、痔疮、阳痿、阴囊肿痛等疾病的多种熏蒸方法。在清代，熏蒸疗法在宫廷方药中占有很大比例。

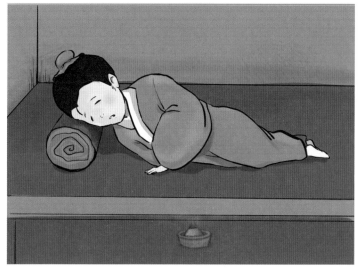

床底熏药

饵黄精

饵黄精（节选）

唐·韦应物

灵药①出西山，服食采其根。

九蒸②换凡骨③，经著上世④言。

候火⑤起中夜⑥，馨香⑦满南轩⑧。

注释

①灵药：有灵效的药。

②九蒸：指通过蒸法反复炮制中药材的方法，主要目的是为了纠偏药材药性或增加药物成分，减少毒性成分。

③凡骨：凡人的躯骨。

④上世：上古时期，上代。《吕氏春秋·察今》："先王之法，经乎上世而来者也。"

⑤候火：指焙制时所需等候的慢火。

⑥中夜：半夜。

⑦馨香：芳香。

⑧轩：有窗的长廊或小屋。

译文

黄精是一种出自西山的灵药，它的根可以食用；服用九蒸炮制的黄精能改善凡人的骨骼，经书上记载着这个从上古时期流传至今的经验；焙制的文火在中夜慢慢烧起，浓郁的香味弥漫了整个南房。

作者简介

韦应物（737—792），出身京兆韦氏，唐代著名诗人。少时作为玄宗近侍，豪纵不羁，安史之乱后，流落失职，始立志读书。曾为苏州刺史，世称韦苏州。工诗、五言诗高雅闲淡，与顾况、刘长卿等相酬唱。韦应物是山水田园派诗人，诗风恬淡高远，以描写山水风光与隐逸生活著称，与王维、孟浩然、柳宗元合称"王孟韦柳"，或与陶渊明合称"陶韦"。自成一家之体。著有《韦应物诗集》十卷。

中医药文化

杜甫自荐黄精

公元759年，48岁的杜甫，同夫人杨氏及儿女先后举家辗转到西北的秦州、同谷，以采药卖药为生。因为生活困苦，无钱买衣买粮，杜甫只好在寒冷的冬天穿着难以蔽体的衣裤，顶风冒雪，上山采挖被冰雪掩埋在地下的黄精。一日，杜甫采挖黄精较多，足够一家人吃七日，高兴之余，诗兴大发，挥笔写下了《黄精》一诗，云："长馋长馋白木柄，我生托予以为命。黄精无苗山雪盛，短衣数挽不掩胫。"忽然他听到从邻居家传来一阵女人急促咳喘声，杜甫知道是邻家大嫂肺痨病犯了，她丈夫两年前病死，只有一人寡居，没有收入，生活十分困苦。杜甫不由动了恻隐之心，一连两个月让妻子把刚煮熟的黄精送给大嫂。逐渐地，邻家大嫂原本咳嗽、气喘、咯血的症状明显缓解，苍白的面色变得红润，消瘦体质也变得结实。村东头有个张老汉，身体病弱，腰膝痿软，面黄肌瘦，自汗盗汗已有多年。经杜甫推荐服食黄精，张老汉也恢复了健康。杜甫让几位有

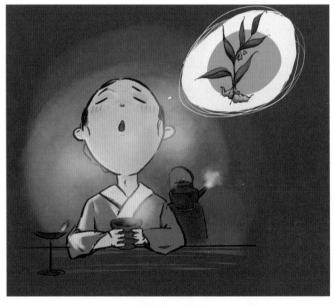

杜甫自荐黄精

肺部疾病的老人服食黄精，他们的病体都得到了很大的改善，证实了黄精有益脾胃、润心肺的效果。杜甫对黄精药性留下深刻印象，他在《丈人山》里说道："扫除白发黄精在，君看他时冰雪容。"后来，杜甫在任检校工部员外郎时把使用黄精的经历告诉御医。御医在编写本草时，就收入了黄精。后世的《日华子诸家本草》记载道："黄精，益脾胃、润心肺。"《本草纲目》也记述黄精"补诸虚、止寒热、填精髓"。

九节菖蒲

志宏送石菖蒲乃菖阳也
作此诗以戏之（节选）

宋·李纲

石上菖蒲何所拟，
虬然①连络②龙蛇尾。
寸馀九节瘦根茎，
能辅五脏③坚发齿。

注释

① 虬然：卷曲的样子。

② 连络：连接，衔接。

③ 五脏：亦作"五藏"，中医学名词，指心、肝、脾、肺、肾。有藏精气而不泻的功能，故名。

石头上的菖蒲像什么？它卷曲连接像龙蛇的尾；纤细的根茎一寸有九节多，它能补益五脏，还能坚固头发和牙齿。

作者简介

李纲（1083—1140），字伯纪，号梁溪。两宋之际抗金名臣，民族英雄。为社稷民生安危，团结军民，击退金兵。但不久即被投降派所排斥。宋高宗即位初，一度起用为相，曾力图革新内政，仅七十七天即遭罢免，后病逝。一生著述甚多，写有不少爱国诗词，风格沉雄劲健，其遗文由其诸子编成《梁溪全集》一百八十卷，刊行于世。又有《靖康传信录》《建炎进退志》等系李纲在北宋末、南宋初置身朝廷时的亲身经历和亲见亲闻的记录，是研究这段历史的宝贵资料。

中医药文化

唐代诗人爱种药

柳诒徵在《中国文化史》中指出："唐人学艺之精者，自诗文书画外，复有二事，曰音乐，曰医药。"唐代文人追求生活情趣和托物言志，善于从花草树木中寻求生活的情趣和真谛。种药成为唐代文人追求高雅和自我养生的一种社会风尚。

　　杜甫是我国古代伟大的现实主义诗人，有诗圣的美誉。杜甫目睹了唐王朝由盛转衰的社会大动乱，加之仕途失意，郁郁不志，过着贫苦的生活。杜甫种过甘菊和决明，从《叹庭前甘菊花》和《秋雨叹》诗中可知。759年年底，杜甫来到成都，在浣花溪畔营建了一座草堂，他和妻子儿女一起，开辟了一块药圃，种植了女萝、丁香、栀子、决明等草药。他们种植的草药品类多样，充满生机，有时也翻山越岭上山去采草药，"近根开药圃""种药扶衰病""不嫌野外无供给，乘兴还来看药栏"。百药繁茂、花团锦簇的情景，他自欣自赏，诗兴大发，吟赞不已，一反他诗中常有的忧伤格调，有关中药的诗显得格外有生气。杜甫不仅种药，而且会识药、制药、采药，懂得药性、药理，会治常见病、多发病，一生中写了众多种药、采药、制药及用药的诗。

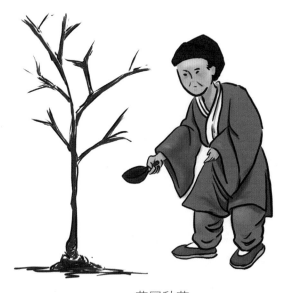

药园种药

唐代著名山水田园派诗人韦应物，官至从三品，为政清廉，他"好读神农书，多识药草名"，博览医典，精通医理，诗作中常常关涉中医药。他兴致勃勃地开荒种药，"郊园敷卉土""种药结茅庐"，登西山采集药苗，花重金购求药种。他勤于药园管理，浇灌、扎篱、固苗等，陶醉在郁郁葱葱的药苗中，"长廊独看雨，众药发幽姿""山药寒始华""悦玩从兹始，日夕绕庭行"，饶有兴味地写下了70字的《种药》、60字的《饵黄精》等诗歌。他自己服食中药，恢复健康，"烦疴近消散，嘉宾复满堂""神欢体自轻，意欲凌风翔"，也无偿将中药分给当地老百姓服用。

以边塞诗著称的王昌龄，在隐居之时种植芍药。其诗人好友常建作品《宿王昌龄隐居》中记录："茅亭宿花影，药院滋苔纹。"柳宗元曾亲自种植中草药，自采、自晒、自制，研究它们的效用，并结合自己治病的切身经验，宣传推广治疗疮方。唐代诗人王建在《别药栏》中表达对种植药园的深情，"芍药丁香手里栽，临行一日绕千回。外人应怪难辞别，总是山中自取来。"

1699年，李那托·麦加在《英国庭园》证明观赏种植植物等园艺行为能够减轻压力、缓解疼痛、改善情绪，永葆身心健康。早在一千余年前的唐代，我国的诗人们就已经阐述过这一点。正如陆龟蒙所说"莫怪独亲幽圃坐，病容销尽欲依归"，种药有助于人们锻炼体质、祛病强身，同时在精神上也能帮助人们洗去尘俗，陶冶性情。

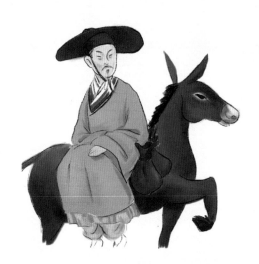

诗词里的中医诊治

脉　诊

河堤（节选）

清·潘耒

良医^①视病人，察脉^②审^③其证^④。
悉^⑤病所从来，治之药乃应^⑥。

注释

①良医：医术高明的医生。

②察脉：切脉。

③审：知晓。

④证：中医术语，证候，是中医通过症状的内在关系寻找疾病的性质和规律，是疾病在一定阶段病位、病因、病性等的概括。

⑤悉：洞悉，明白。

⑥应：效应。

译文

医术高明的医生看病人，通过切脉来知晓他的证候；洞悉病从哪里来，判断准确用药治疗就会有效果。

作者简介

潘耒（1646—1708），字次耕，又字稼堂。清初学者，顾炎武弟子。博通经史、历算、音学。康熙年间以布衣举博学鸿词，授翰林院检讨，纂修《明史》。博学敢言遭忌，生平喜游，记游之作颇多，能诗，著有《遂初堂集》《类音》等。

中医药文化

中医脉诊传欧亚

中医脉诊有着悠久的历史。公元前5世纪名医扁鹊就开始运用脉诊的方法来诊察疾病。马王堆汉墓出土的帛书《阴阳脉死候》《脉法》和湖北张家山汉墓出土的简书《脉法》（含《阴阳脉死候》《脉法》）是我国现存最早的脉诊文献。魏晋时期著名医家王叔和著有《脉经》。《脉经》是我国现存最早的脉学专著，对后世影响深远，唐代太医署就把它作为必修课程。

脉诊受到各朝各代医家的重视和运用，得到大力发展。

南朝史学家范晔在《后汉书》中记载了郭玉脉诊的神奇表现。汉和帝时，著名医生郭玉担任大医丞，擅长脉诊。有一次，汉和帝想试一试郭玉切脉的本领，就叫一位手腕秀

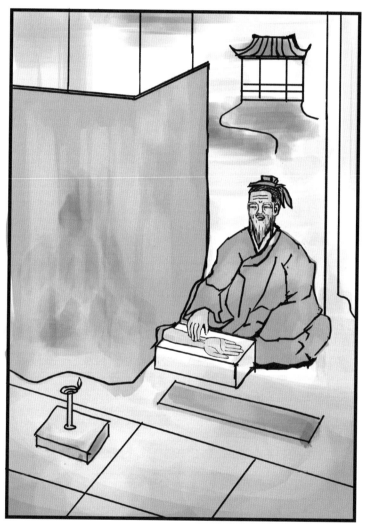

郭玉诊脉

美如玉的男宠与一个宫女躲在帷幕后面，让他们分别伸出一个手腕，请郭玉把脉，然后问他们所患的疾病。诊完脉后，郭玉对汉和帝说："左阳右阴，其中的脉象感觉有男女之别，好像有不同的人混杂帷幕里面，我怀疑不是同一个人的缘故。"汉和帝听后不禁赞叹其脉诊之精湛。《黄帝内经》记载了 21 种脉象，汉代张仲景《伤寒杂病论》记载了 23 种，晋代王叔和《脉经》记载了 24 种，明代李时珍《濒湖脉学》记载了 27 种，日本学者丹波元简《脉学辑要》记载了 28 种，清代程钟龄《脉学金针》记载了 29 种，之后还有记载 30 种、32 种或更多的，脉象成为中医临证诊病必须观察的内容。

随着地区文化交流，中医脉诊在公元 5 世纪之前就已传入印度，并对印度脉学产生了一定影响，但印度后来发展了不同于中医脉诊的独特印度脉法。中医脉诊辗转传入阿拉伯国家，对当地医学的发展也有所影响。如：古波斯（伊朗）由拉·阿·阿尔哈姆丹（1247—1318）编写的一部波斯文的医学百科全书《伊儿汗的中国科学宝藏》（13—14 世纪初）一书中，就有王叔和的名字，其中脉学方面的内容也与《脉经》相似。日本著名汉医学家丹波元简（1755—1810）编撰的《脉学辑要》中，广收王叔和等大量医家的脉学理论和论述，简要切用，颇有价值。波兰传教士卜弥格（1612—1659）是向欧洲介绍中医药的第一人。卜弥格担任王室御医时，著有《中国医药概说》（现藏法国巴黎国立图书馆）、《中国诊脉秘法》（现藏大英博物馆）等。卜弥格的著作向欧洲介绍了《黄帝内经》、脉诊和草药，对中国医学的医理、脉及本草学的知识做了介绍。

微信扫描二维码
范读·听书·临摹

诗词里的中医药

汤 药

蜀中送项斯诚同年回京

明·王越

白发慈亲①七十馀，

不知消息近何如。

老来赖我供汤药②，

别后凭谁奉③板舆④。

旅馆夜长频有梦，

故乡路远久无书。

君归正向门前过，

为报平安莫倚闾⑤。

注释

①慈亲：慈爱的父母。

②汤药：中药内服水煎剂，是常见的中药治疗方式。

③奉：伺候。

④板舆：古代一种用人抬的代步工具，多为老人乘坐。

⑤倚闾：此典故源于《战国策》，是指父母望子归来之心殷切。

译文

我白发慈爱的父母已经七十余岁，近来没有得到他们的消息，不知道他们现在怎么样；父母年老以后本应依赖我平日提供汤药照顾他们的健康，可我离家后谁来服侍他们坐车外出？我在旅馆睡觉时常常感到夜深漫长，频频有梦，家乡路途遥远，久无书信；请您回去从我家门前经过，替我向家中父母报平安，使他们不要太挂念我。

作者简介

王越（1423—1498），初名王悦，字世昌。明代中期名将、诗人。多力善射，文武兼备。曾率军出击鞑靼军，收复河套。身经十余战，出奇取胜。以军功晋威宁伯。颇具诗才，其诗性情流露，不须雕饰。悲歌感慨，有河朔激壮之音。有《王襄敏集》等传世，今人辑有《王越集》。

中医药文化

汉文尝药和孝道

在元代郭居敬所编录的《二十四孝》中，汉文帝榜上有

名，为"二十四孝"之第二孝，成为万世敬仰之楷模。这
个典故也被收入《弟子规》，即"亲有疾，药先尝，昼夜
侍，不离床"，把它变成指导子女行为的日常规范。

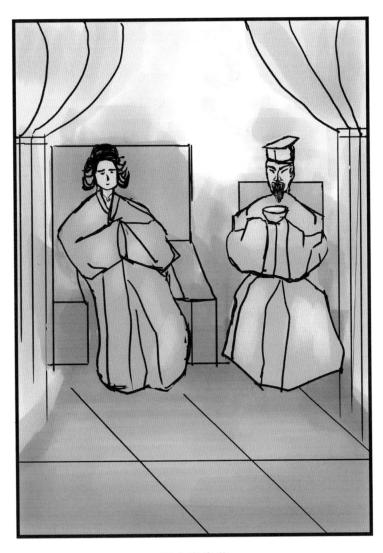

汉文帝尝药

汉文帝刘恒，是汉高祖刘邦的第三个儿子，他的亲生母亲是薄太后。刘恒对薄太后很孝顺，在他继位以后，没有一点儿骄傲和怠慢，侍奉薄太后仍像以前一样殷勤体贴。有一次，薄太后患了重病，而且一病三年，卧床不起。刘恒内心担忧不已，虽然他身为皇帝，奴婢成群，但是他也坚持亲自侍奉自己的母亲，希望自己的陪伴能减轻母亲的痛苦。他毫无倦怠，白天不敢打瞌睡，怕母亲病情有变化而自己没有观察到；晚上睡觉时也衣不解带，以便母亲随时召唤。母亲口服的中药汤药，他总要先端过来尝一尝，试试这药苦不苦、烫不烫，自己觉得汤药适合母亲服用了，才放心给母亲喝。刘恒照顾生病母亲三年的事，在朝野广为流传，感化了天下的官员、百姓，人们都称赞他是一个仁孝的君主。

刘恒在位24年，他重德治、兴礼仪、促农业、养孤老，治国有方，是中国历史上一位贤明的皇帝，与汉景帝在位治理的时期一起被誉为"文景之治"。汉文尝药只是一个缩影，从汉代起，历代皇帝多颁布有《养老令》，对于高龄的老人给予种种优待或特殊照顾。于是，孝道之风盛行。很多名医学医的初心是追求孝道，帮助父母解除病痛，从而踏上行医之路。金元时期名医李东垣，早年学习儒学，因母亲生病医治无效病逝，发誓学医，以弥补自己的遗憾。清代吴鞠通认为如遇良医父病不会致死，痛恨自己不懂医术，于是决定放弃科举之路，从此钻研医学。孝道给中医药的发展提供了动力。唐代王焘在《外台秘要》提到"不明医术者，不得为孝子"，宋代陈直撰写了我国第一本老年医学专著《养老奉亲书》，金代张从正著《儒门事亲》，以及"三子养亲汤"等，都体现出浓郁的传统孝道对中医学的影响。

五 禽

寄华岳孙逸人

唐·李商隐

灵岳①几千仞②，老松逾百寻③。

攀崖仍蹑④壁，啖⑤叶复眠阴。

海上呼三岛⑥，斋中戏五禽⑦。

唯应逢阮籍⑧，长啸⑨作鸾音⑩。

注释

①灵岳：秀灵的山岳，此指华山。

②千仞：仞，古代计量单位，古以八尺为仞，周尺一尺约合二十三厘米，千仞形容极高。

③寻：古代长度单位。一般为八尺，也有说六尺或七尺为一寻。

④蹑：轻步踩。

⑤啖：吃。

⑥三岛：指传说中的蓬莱、方丈、瀛洲三座海上仙山。

⑦ 五禽：相传东汉末年名医华佗模仿虎、鹿、熊、猿、鸟五禽的动作和姿态，编成一套体操，进行肢体活动以健身。后称"五禽戏"。

⑧ 阮籍（210—263），三国魏陈留尉氏人，字嗣宗。好《老子》《庄子》，蔑视礼教。纵酒谈玄，后期口不臧否人物，以此自全。擅长五言诗，风格隐晦，又工文。与嵇康齐名，为"竹林七贤"之一。

⑨ 长啸：撮口发出悠长的声音，以此表达志向。相传阮籍善啸。

⑩ 鸾音：鸾鸟鸣声。

译文

灵秀的华山巍峨挺拔，山上的老松树高耸入云；您在悬崖上攀爬，要小心踩过峭壁；您饿了吃树叶，困了睡树阴；您在海上游玩时呼唤着蓬莱、方丈、瀛洲三座仙山的神仙，在书房看书困倦时练习着五禽戏；像您这样的隐士应当遇见过阮籍，把他的长啸声当成鸾鸟声音。

作者简介

李商隐（约813—约858），字义山，号玉溪生。晚唐著名诗人。进士及第，卷入"牛李党争"政治漩涡，备受排挤，一生困顿不得志。擅长骈文及诗，尤长七律，与杜牧齐名，亦称"小李杜"，又与温庭筠齐名，称"温李"。其诗构思新巧，别具一格，属对精切，色彩绮美，音律谐婉，精于用典，一些爱情诗和无题诗写得缠绵悱恻，优美动人，历来广为传诵。许多评论家认为，在唐代的优秀诗人中，他的重要性仅次于杜甫、李白、王维等人。就诗歌风格的独特性而言，李商隐与其他任何诗人相比都不逊色。但用典相对较多，有晦涩之嫌。著有《玉溪生诗》三卷，《全唐诗》编诗三卷。

🌀 中医药文化

华佗创建五禽戏

东汉名医华佗在中医思想的指引下，向大自然学习，向动物学习，希望人能像动物那样身体矫健，寿命延长，创造总结了新的养生功法"五禽戏"。《后汉书·华佗传》引华佗的话说："吾有一术，名五禽之戏。一曰虎，二曰鹿，三曰熊，四曰猿，五曰鸟。"五禽戏是一种导引术，是一套使全身肌肉和关节都能得到舒展的养生功法。相传华佗在许昌期间，指导许多虚弱的人练习。他说："这套功法可以祛除疾病，又可强身健体，有助行走，身体稍有不适，可以选择做五禽戏中的一禽之戏，做完后精神愉悦，身体汗出。"他的弟子吴普、樊阿等在长期坚持做五禽戏后，享有高寿，后人把功劳归于五禽戏。

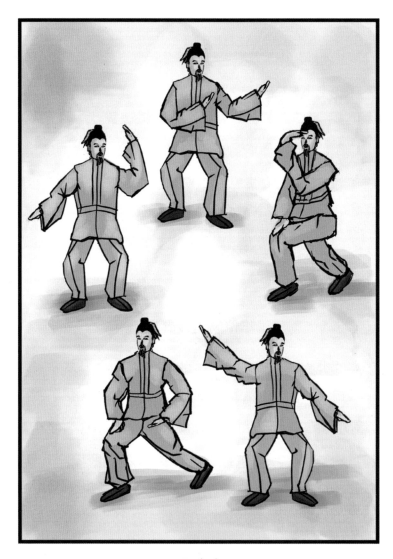

五禽戏

在五禽戏出现之前，我们的先人早已有向动物学习的智慧。《庄子》中，记载着熊经鸟伸的"二禽戏"，模仿熊攀树而自悬，模仿飞鸟凌空而伸展;《导引图》《淮南子》有"六禽戏"等。华佗的"五禽戏"是第一套流传范围最广和流传时间最长的导引动功，动作是模仿虎的扑动前肢、鹿的伸转头颈、熊的伏倒站起、猿的脚尖纵跳、鸟的展翅飞翔等动作进行运动，活动各个关节，各戏动作名称就是"虎戏""鹿戏""熊戏""猿戏""鸟戏"，每戏由两个动作组成，一共10个动作。虽然《三国志》《后汉书》记载华佗五禽戏之名，却没有描述其具体动作。南朝梁代陶弘景著的《养性延命录》记录了具体操作方法。明代罗洪先的《仙传四十九方》《万寿仙书》、明代周履靖的《赤凤髓》与清代席锡蕃的《五禽舞功法图说》等书中均比较详细地描述了五禽戏的习练方法。2003年国家体育总局又在古代五禽戏的基础上组织编创了健身气功·五禽戏。

华佗的养生思想主要有两点：其一，主张"道法自然、天人合一"的思想，这符合中医学理论的核心；其二，主张"动形养生、不当使极"的思想，倡导积极的健身运动学说。从中医的角度看，虎、鹿、熊、猿、鹤五种动物分属于木、水、土、火、金五行，又对应肝、肾、脾、心、肺五脏。五禽戏正是在仿生学理念的启示下，模仿五种动物觅食、游戏等行为状态来规范导引动作，达到舒筋活络、锻炼脏腑的目的。

针 砭

赠医博士范心斋（节选）

宋·舒岳祥

疾病之所生，风寒燥湿毒①。

浸淫②侵脏腑，脉络起丝粟③。

有药所不攻，针砭功始录④。

注释

①风寒燥湿毒：此为中医学中的致病因素。

②浸淫：逐渐蔓延、扩展。

③丝粟：蚕丝与粟米。比喻极小的变化。

④录：采取，使用。

译文

疾病的发生来源，在于风寒燥湿毒；这些病因在体内逐渐蔓延扩展，侵扰脏腑，就会使脉络上起细微的变化；当用药物不能治疗病患时，就要开始借助针砭的功效了。

作者简介

舒岳祥（1219—1298），字舜侯，一字景薛，宋末元初的文学家，永嘉学派传人。幼时聪慧，7岁能作古文，语出惊人，以文学闻名于世，宋灭亡后不仕，晚年潜心诗文，在战乱颠沛之际，仍执笔写作。曾读书于阆风台，人称阆风先生。著述统名《阆风集》。

中医药文化

病在血脉治以砭

《圣济总录》记载着扁鹊的一句话："病在血脉者，治之以砭石。"意思是，如果病位在血脉之间，用砭石治疗就会有效。春秋时期的扁鹊对砭石使用有着丰富的经验。有一次，扁鹊经过虢国，得知虢太子刚刚猝死，扁鹊在问明情况后认为太子没有死，只是所谓的"尸厥"。虢君王请求救治，扁鹊于是命弟子子阳磨砺砭石，以取百会穴刺之，过了一会，太子苏醒了，又用药熨敷两胁下，太子便能坐起来，再服药二十多天以调阴阳，很快就恢复到和以前一样的状态。自此，人们都称赞扁鹊能够"起死回生"，医名远扬。

砭石疗法是用石头治病的一种中医疗法，也称为砭术或砭疗，用于治病的石头称为砭石或砭具。《说文解字》解释说："砭，以石刺病也。"砭石疗法是一种来源久远的疗法。最早在《五十二病方》中提到砭术，《黄帝内经》保留了大量砭术的内容，如《素问·异法方宜论》中云："东方之域……其病皆为痈疡，其治宜砭石，故砭石者亦从东方来。"砭石起源于东方的观点有充分的文物证据，从东部地区已经出土了大量砭石。在距今6300多年前的大汶口文化时期，该地的先民们就已经普遍使用砭石。出土的砭石制作精良，均经磨制，锋端锐利。砭术有两大基本技法，一种是作为穿刺和切割，尖锐的砭石刺入皮肤肌肉，排出脓血；另一种是作为局部热熨，在气盛血聚但尚未化为脓的情况下，或需要温热处理局部进行"石熨"。砭石的研磨形状日趋多样化，常见有刀形、剑形、针形、锥形、镰形、圆柱形、类圆形等，也有的饰有凸纹或目纹，或者有锋，或者有刃，故又称针石或镵石。砭石有多种用途，除了主要用于砭刺之外，还可用来热熨、按摩和叩击体表等。

随着历史的发展，金属器材的登场和普及，施用砭术的情景逐渐消失。自东汉以后砭术逐渐从古医籍中消失，只在民间偶有流传。唐代学者颜师古指出："古者攻病则有砭，今其术绝矣。"关于失传的原因东汉学者服虔认为"季世复无佳石，故以铁代之尔"，指出由于优良砭石匮乏，只好以铁代之，导致砭术失传。

20世纪90年代，由于不可替代的医疗和保健作用，砭石疗法得以复兴，《砭术疗法》《新砭石疗法》等书出版，具有卓越物理性能的泗滨砭石等出现，古老的砭石疗法重现活力。

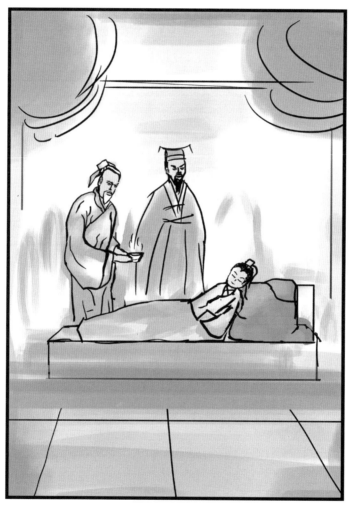

扁鹊砭石救太子

按 摩

又作二首自解其二

宋·陆游

灵府①安平②四体③和④，

经时⑤止酒⑥颊⑦常酡⑧。

老生⑨要是常谈尔，

吐纳⑩余闲⑪即按摩⑫。

注释

① 灵府：指心。

② 安平：安静，平静。

③ 四体：四肢，通常指整个外在身体。

④ 和：和顺。

⑤ 经时：经历一段时间。

⑥ 止酒：戒酒。

⑦ 颊：颜面的两侧从眼到下颌的部分。

⑧ 酡：喝酒以后脸色发红的样子。

⑨老生：老书生。

⑩吐纳：吐故纳新。即气功中呼吸法，道家养生之术。

⑪余闲：余暇，闲余的时间。

⑫按摩：中医技能，用手在人身上推、按、捏、揉等，以改善循环，放松肌肉，调整神经。

译文

内心安静身体调和，经过一段时间的戒酒面颊尚呈微醺色。老生常谈的养生之术，就是平时吐纳闲时的按摩。

作者简介

陆游（1125—1210），字务观，号放翁。南宋著名文学家、史学家、爱国诗人。生逢北宋灭亡之际，少年受家庭爱国思想熏陶。宋高宗时，因受宰臣秦桧排斥而仕途不畅，后投身军旅生活，因坚持抗金，屡遭主和派排斥，晚年退居家乡。一生著述甚丰，尤以诗的成就为最，存诗9000多首，是我国现有存诗最多的诗人。其诗语言平易晓畅、章法整饬谨严，兼具李白的雄奇奔放与杜甫的沉郁悲凉，常洋溢着强烈的爱国主义热情，他不仅成为南宋一代诗坛领袖，而且在中国文学史上享有崇高地位。有《剑南诗稿》《放翁词》等。

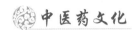 中医药文化

陆游医术高明

陆游是南宋杰出的爱国诗人，他一生忧国忧民，留下诗作近万首。在"人活七十古来稀"的年代，他活到85岁高龄，堪称寿星。他精通医道，长于养生，现存诗稿中有300多首是涉及疾病和医药的。陆游出身于底蕴浑厚的医药世家，"医传三世久，事历百年中"，家常有"杵声起"，不时飘出"药尘香"，少年嗜学的陆游就喜读医药和养生之书。在浙江绍兴时，他还亲自执锄，开地建药圃，"幸兹身少闲，治地开药圃"，种植药草，配制丸丹。他写过多首药名诗，如《薏苡》《菊花》《菖蒲》等，体现了他对药性的深入了解，凭着对药物广博的知识储备和娴熟的运用，村民们都请他辨识药苗。"村翁不解读本草，争就先生辨药苗"。为了解除乡民病痛，他时常骑驴带着药囊施药救助，深受当地乡民的爱戴，"著囊药芨每随身，问病求占日日新""儿扶一老候溪边，来告头风久未痊；不用更求芎芷辈，吾诗读罢自醒然""驴肩每带药囊行，村巷欢欣夹道迎；共说向来曾活我，生儿多以陆为名""举手叩柴扉，病叟喜出迎。从我语蝉联，未寒畴昔盟。解囊付之药，与尔偕长生"。特别提到，乡亲们看到骑驴带药的陆游，高兴地夹道欢迎，纷纷夸赞他的医术高明，曾救活了他们中不少人，为了感谢，一些患者连生下的孩子也多以陆游的姓来

命名。由此可见陆游医术之高明。

　　陆游还十分注重养生，古稀之年，他齿牢目明，尚能登山、锄草，"行年七十尚携锄"。他尽管一生曲折坎坷，可仍然保持着乐观豁达的胸怀，"纷纷谤誉何劳问，莫厌相逢笑口开"。在养生方面，陆游深受道家传统影响，认为元气重要，"养生孰为本，元气不可亏"，时常静坐，练习气功，诗作中的"坐忘""止观""养气""存神""踵息""龟息"等说的都是气功。自我按摩是陆游养生中一种必不可少的手段，如"身衰赖按摩""朝晡两摩腹""解衣许我闲摩腹""放箸摩便腹""摩腹自欣欣"。不仅在饭后按摩，帮助消化，"饭罢宽腰习按摩"，而且做完气功之后，他往往继之以按摩，"吐纳余闲即按摩"。此外，他还总结出睡前热水泡脚、晨起梳头的养生方法。

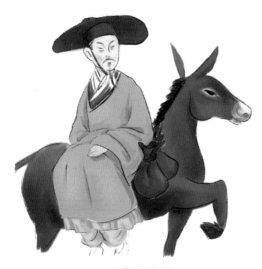

陆游诊病

陆游曾为唐代嘉善人陆贽的《古今集验方》作跋。56岁时，陆游将他平生收集验证的100多个药方编辑成了《陆氏续集验方》两卷。陆游不仅是我国古代诗作最多的文豪，也是用诗词记录中医药实践活动的最杰出代表。

针 石

白发（节选）

宋·陆游

疾病侵壮年①，发恐不及白。

偶赖针石②功，寓世③成久客。

行年④垂⑤七十，霜雪⑥纷满帻⑦。

耳目虽已衰，亦未与人隔。

注释

①壮年：壮盛之年。指三四十岁。

②针石：金针和砭石。

③寓世：寄居在世上。

④行年：指将到的年龄。

⑤垂：将。

⑥霜雪：这里指白发。

⑦帻：戴的头巾。

译文

在我壮年的时候疾病就开始侵犯我的身体，当时的头发还没有变白；凭借着金针和砭石的功效，我一直还在世间存活，成为长久寄居尘世的客人；现在马上要70岁了，白发已经占满了我的头巾，听力和视力即使有所衰退，但还保持与人交往，没有和别人疏远。

中医药文化

皇帝头上可放血

刺络疗法是以锐器（如银针、三棱针、尖石刺等）为针具刺破患者身体上特定的穴位或表浅血络，放出少量的血液以治疗疾病的方法。在《黄帝内经》中就有刺络疗法的记录。唐代《谭宾录》中生动记载了侍医秦鸣鹤以刺络疗法治愈唐高宗李治头目眩晕的事迹。

公元7世纪时，唐代名医秦鸣鹤因医术高明，被唐高宗李治召入宫廷里当侍医。有一天，高宗感到天旋地转、头部晕眩，不敢开眼视物。这可吓坏了当时还是天后的武则天和皇宫内外的官员。大家急忙找来秦鸣鹤诊治。秦鸣鹤望闻问切诊查后，说："皇上是'风毒上攻'，引起头目昏眩。如果在头顶上少量刺络放血，病情很快就能恢复。"谁知天后在帘子后面，大怒，斥责道："真是胆大妄为，其罪当诛，天子头上，怎么能是你放血的地方。"秦鸣鹤吓得叩头求饶。这时病榻上的唐高宗说："医生看病论病，本就是针对疾病，不可以随意添加罪名，而且我现在感到头重头昏，四处旋转，难以忍受，放血的方法未必不好。我已经决定，让秦鸣鹤来放血。"秦鸣鹤拿出银针，当即在唐高宗头顶百会穴和脑户穴放血。果然，一会儿工夫，唐高宗便

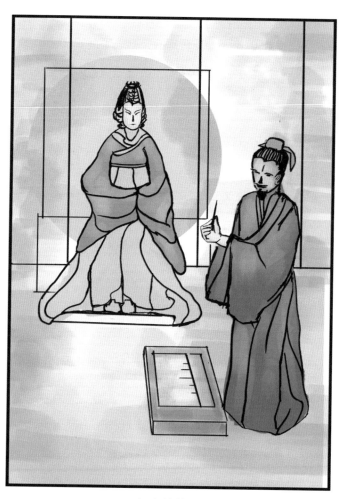

秦鸣鹤放血

觉得眩晕明显减轻，眼也明了，病症消除。唐高宗高兴地说："我现在眼睛看东西清楚了。"天后在帘中亲自行礼，向秦鸣鹤拜谢，还赏赐给他丝帛、珠宝。

由于古代金属使用受限，常以石代替，正如全元起所说："古来未能铸铁，故用石为针，故名之针石。"金属和石头针具常并用，特别在刺络疗法中，针石均可用于放血，故称针石。刺络疗法具有泄热、化瘀、镇静、消肿、止痛、急救开窍等作用，主要用于热证、实证、痛证。秦鸣鹤在唐高宗头上选取的穴位是百会，它是人体头部的重要穴位，也是诸阳聚会处。金元四大家之一的张从正以刺络治病颇有声望，在《儒门事亲》中记载的针刺医案有30余例。直到现在，刺络疗法不仅在国内深受欢迎，而且还被日本、西欧各国等的医学界人士所重视。

艾 灸

灼艾（节选）

宋·范成大

艾求真伏道①，穴按古明堂②。
谢去③群巫祝④，胜如⑤几药汤。

注释

① 伏道：伏道，又复道，据考证，复道为今天的河南安阳市汤阴县所辖，即今天的伏道镇，所以这种艾草又称为伏道艾。宋代苏颂在《图经本草》中曾记载道："艾叶……今处处有之，以复道及四明者为佳。"伏道艾常被认为灸艾中的上品。

② 古明堂：即《黄帝明堂经》约成书于西汉末至东汉延平年间（前138—106年），堪称我国第一部腧穴学专著。在中国，宋代以前的针灸教学及临床取穴几乎均以此书为准绳。

③ 谢去：谢是推辞，去是离去。

④ 巫祝：在古代，事鬼神者为巫，祭主赞词者为祝，连用来表示占卜祭祀的人。

⑤ 胜如：胜过。

译文

烧艾的时候寻找真正的伏道艾，穴位按照《黄帝明堂经》来选取，如果效果立竿见影，就可以辞退那些占卜祭祀的巫师们，也胜过内服数次的汤药。

作者简介

范成大（1126—1193），字致能，号石湖居士。南宋名臣、文学家。乾道六年出使金国，不辱使命。素有文名，尤工于诗。风格平易浅显、清新妩媚，继承了白居易、王建、张籍等诗人新乐府的现实主义精神，又自成一家。诗题材广泛，以反映农村社会生活内容的作品成就最高。他与杨万里、陆游、尤袤合称南宋"中兴四大诗人"，有《石湖集》《桂海虞衡志》等。其作品在南宋时已产生了显著的影响，到清初影响更大。

中医药文化

<h3 style="text-align:center">端午话艾灸</h3>

古诗有云："端午时节草萋萋，野艾茸茸淡着衣。"意思

是艾叶采摘必须在端午前后，这时艾草生长茂盛，最适合做成艾条防病治病。艾灸指利用艾叶为主要灸材，通过艾叶燃烧时散发出的药力对人体体表局部或穴位进行温热性刺激，达到治疗疾病、防病保健的目的。

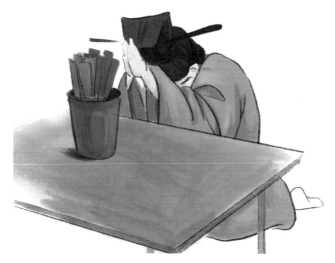

古人通过求签祈福以期重获健康

艾灸保健在我国起源很早，古代医师在这方面积累了丰富的经验。湖南长沙马王堆三号汉墓出土的帛书《足臂十一脉灸经》《阴阳十一脉灸经》既是已知最早关于经脉的专著，又是首次记载灸疗的医学典籍，《灵枢·官能》有"针所不为，灸之所宜"的记载。《灸法图》于1900年在中国甘肃省敦煌莫高窟藏经洞出土，反映了隋唐前后灸疗法的兴盛和对灸疗法的重视。《灸法图》包括《灸经图》《新集备急灸经》《灸经明堂》《人神流注》等针灸论著，是我国现存最早的灸法专著。唐代出于防病需要，开始得到重视，唐代孙思邈《备急千金要方》中记载了较多艾灸方，同时确立了艾灸的一些基本原则。《备急千金要方》中提出，非灸不精，灸足三里，称为"长寿穴"。宋代认识到灸法急救作用，《备急灸法》："仓促救人者，唯灼艾为第一。"李时珍之父李言闻的《蕲艾传》提倡艾灸，认为艾"产于山阴，采于端午，治病灸疾，功非小补"。艾灸实际上不限于端午时节，在各个时间段都可施用。宋元时期艾灸备受重视，国家医疗机构——太医局设针灸专科。明代以后《采艾编》《灸法纂要》《采艾编翼》《灸法心传》等一批灸疗著作相继问世。同时期的朝鲜李氏王朝医家许浚于1610年编纂《东医宝鉴》，这本在朝鲜医家所编的汉方医著中最负盛名的书广泛介绍艾灸，如"诸疬取关元灸三七壮"，称脐灸有"养丹田，助两肾，添精补髓，返老还童，祛病延寿"之功。明末清初世乱纷纷，历代名医编撰之典籍多数惨遭流落，针灸亦只在民间流传，艾灸的发展进程遭受重大打击，但清代仍对我国艾灸疗法进行总结，咸丰时医家吴亦鼎在所撰《神灸经纶》的引言中指出："灸疗亦与地并重，而其要在审穴，审得其穴，立可起死回生。"艾灸种类繁多，有温热灸、桑枝灸、神针火灸、灯火灸、阳燧灸、香硫饼灸等。后人将艾条的艾绒中加进温阳助行药物，发展成为雷火神针、太乙神针。近年来，国内艾灸随着中医复兴而取得了长足的进步，出现了新灸法，还发明了电热仪等各种现代艾灸仪器。艾灸具有温经通络、调理气血、扶正祛邪、消肿化瘀、升阳运气、拔毒止痛、祛腐生肌等作用，广泛应用于内科、外科、妇科、儿科、五官科等疾病。艾灸也有防病保健的功效，我国古代医家很早就提出使用艾灸防病于未然的理念。艾灸操作简单、功效明显，适合作为日常的保健方式。

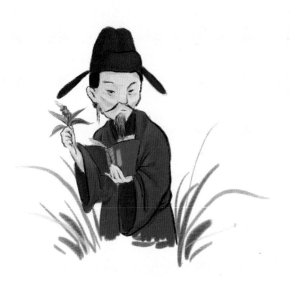

诗词里的中医传统

树　德

题金太医杏林诗卷

元·成廷圭

董奉仙居①不可寻，

君家②种杏亦成阴。

禁方③传后龙归洞④，

嘉果⑤生时虎守林⑥。

不厌邻翁来乞药，

每留渔父坐听琴。

年年二月花如海，

应是先生树德深。

注释

①仙居：仙人住所，此处指董奉住所。

②君家：敬辞。贵府，您家。

③禁方：宫廷秘不外传的药方。

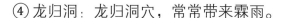

④龙归洞：龙归洞穴，常常带来霖雨。

⑤嘉果：成熟美果。

⑥虎守林：传说唐代著名医学家孙思邈晚年曾云游河北某地，悬壶行医，为人治病，不受谢，不收钱，惟望患者愈后在旁植杏三株，经年植杏百亩，郁然成林，杏熟以杏易谷赈贫。此间，有虎伏跪求医，孙思邈治愈其金簪卡喉之疾，虎有灵性，不再危害人畜，并为其守护杏林。唐中宗御书"虎守杏"，并在寺内敕建"药王殿"。

译文

董奉的住所已无处可寻，贵府种杏亦已成荫。您将宫廷秘而不传的药方流传后，像龙回到山洞一样给老百姓带来甘霖。老虎像感恩孙思邈一样帮您守林。您并不厌烦隔壁的老翁三番五次过来求药，常常留老渔翁坐在一起听琴；年年二月，这里的杏花开得绚烂繁盛，像大海一样遍布八方，这些应该都是因为先生您德行灌溉滋润。

作者简介

成廷圭，生卒不详，字原常，一字元章，又字礼执，元代诗人。喜好读书，擅长写诗，住处庭院内种植竹子，称为居竹轩。卒年七十余。著有《居竹轩集》。

大医树德

中医学在中华民族数千年的文明史上始终医术和医德并重，特别强调医德修养的提高。历代大医树德的最高境界是"医乃仁术"。自古以来，中医就与"仁"这个字有密不可分的关系。《说文解字》中对"仁"的解释为"仁，亲也。"《庄子》曰："爱人利物谓之仁。"这完全契合了医学的根本宗旨，这种"医乃仁术"的思想几千年来在中医传承发展中一以贯之。晋代杨泉《物理论·论医》中曰："夫医者，非仁爱之士，不可托也。"唐代孙思邈《备急千金要方·论大医精诚》中曰："见彼烦恼，若己有之。"明代万全《育婴秘诀》中说："医者，仁术也，博爱之心也。"清代叶天士在《临证指南医案·华序》中说："良医处世，不矜名，不计利，此其立德也；挽回造化，立起沉疴，此其立功也；阐发蕴奥，聿著方书，此其立言也。"著名医家们强调医者之技是仁爱之术，以此来体现他们博爱的心，留下了许多德艺双馨的浓彩华章。

孙思邈的"大医精诚"成为中医树德的经典，为后世医家所遵循。"凡大医治病，必当安神定志，无欲无求，先发大慈恻隐之心，誓愿普救含灵之苦。若有疾厄来求救者，不得问其贵贱贫富，长幼妍媸，怨亲善友，华夷愚智，普同一等，皆如至亲之想。亦不得瞻前顾后，自虑吉凶，

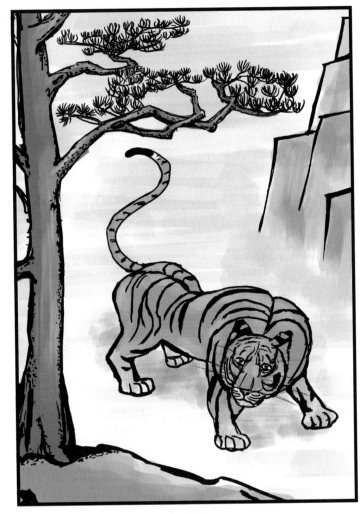

虎守林

护惜身命。见彼苦恼，若己有之，深心凄怆，勿避险巇、
昼夜、寒暑、饥渴、疲劳，一心赴救，无作功夫形迹之心。
如此可为苍生大医，反此则是含灵巨贼。"宋代名医庞安时
为人治病，大多数情况下十分之八九患者都可获得痊愈。
对于登门求诊的穷苦患者，他腾出空房让他们居住，而且

亲自观察诊治患者，准备粥饭和药物，直至治愈才送回家。对于那些无法救治的患者，必然照实告诉他们病情，不再为他们医治。他治好了无数的患者，患者持金帛来感激，他也只收取部分而已。清代名医叶天士更从"立德""立功""立言"的高度对医德做了阐述："故良医处世，不衿名，不行利，此其立德也；挽回造化，立起沉疴，此其立功也；阐发蕴奥，聿著方书，此其立言也。一艺而三善咸备，医道之有关于世，岂不重且大邪！"要成为良医就需要树德，不求名，不求利。

金 篦

眼病二首其二

唐·白居易

眼藏①损伤来已久，

病根②牢固去应难。

医师尽劝先停酒，

道侣③多教早罢官④。

案上谩⑤铺龙树论⑥，

盒中虚⑦撚⑧决明丸⑨。

人间方药⑩应无益，

争得金篦⑪试刮看。

注释

① 眼藏：眼睛。

② 病根：疾病的根源。

③ 道侣：一起修行、修炼道教的同伴。

④ 罢官：弃官辞职。

⑤谩：通"漫"，徒然。

⑥龙树论：《龙树眼论》，眼科专著，又名《龙树菩萨眼论》，简称《眼论》，一卷（又有三卷本）。撰人佚名，约隋唐间人托名"龙树菩萨"撰。书中记述了眼病的起因，以及各种眼病的治法。特别是较详细地说明了针拨白内障的方法。原书已佚，其佚文可见于《医方类聚》《医心方》等书中。

⑦虚：空。

⑧撋：揉搓；搓捻。

⑨决明丸：可参考《千金翼方》卷十一决明丸，主治眼风虚劳热、暗运内起。

⑩方药：医方和药物。

⑪金篦：古代治眼病的工具，用来刮眼膜。据说可使盲者复明。我国医学界早在一千多年前已能施行这项手术，这在世界眼科史上是非常先进的。唐代其他著名诗人也屡屡提到金篦。如杜甫诗歌中就有"金篦空刮眼，镜象未离铨"。元代郭翼在《雪履斋笔记》说，宋代显仁皇后韦氏两目失明，朝廷招募的医生都没能治好，有个道士应募，用金针拨内障术，剥除了韦皇后左眼中的阴翳，使其复明。在诗人杜牧的《樊川文集》中，曾记有擅长金针拨障术的两名医生，还记录了他们对病变特征的把握，对手术适应证的选择和操作要领等。

译文

眼睛损伤已经很久，病根太牢固，应当难以去除；医师们都劝告，让我先戒酒，而修道的朋友大多教我先弃官辞职，减免劳累；桌案上徒然摆着《龙树眼论》，盒子中白白放着决明丸；世上应该没有好药方来医治我的眼病，争取用金篦刮眼膜试一试。

中医药文化

令杜甫、白居易赋诗的金篦术

金篦术，为古代治疗白内障的外科技术，用金篦刮除眼球表面白翳。在被称为"盛世之韵"的唐诗中，很多诗人都提及金篦术，在当时已经成为一个习用的典故。除白居易的诗外，杜甫有"金篦刮眼膜，价重百车渠"，李商隐有"约眉怜翠羽，刮膜想金篦"，刘禹锡有"师有金篦术，如何为发蒙"等诗句。由此可见，唐代金篦术就相当流行而且成熟了，社会名流罹患眼疾，往往考虑金篦术治疗。

金篦术本由印度传来，随着佛经传入中国并且逐步扩大影响，并与本土传统医学融合。传到唐代，金篦术在中土已经十分流行，"争得金篦试刮看"的"争"说明此手术的受欢迎程度。唐代著名诗人刘禹锡请求来自印度的高僧为自己实施金篦术；唐代宰相崔慎由也做过金篦术。《新唐

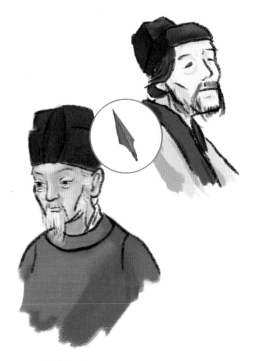

令杜甫白居易赋诗的金篦术

书·崔慎由传》记载："始，慎由苦目疾，不得视，医为治刮，适愈而召。"在赵璘的笔记小说《因话录》中记载详细的经过。当时崔慎由正在浙西任廉察使，左眼内长类似息肉的东西，差不多遮蔽瞳孔，影响看物，经多方医治无效。一日恰巧偶遇淮南判官杨牧，他推荐擅长治眼病的谭简医生。谭简诊后说："此病并不难治，但在治疗时要集中精神才能获得疗效。"崔慎由说："就像你所说，在治疗时我连妻子也不告诉。"谭简提出，要选择晴天的正午安排在一清静的房间做手术。手术当日，谭简问："能喝多少酒？"崔慎由答："房间虽小，却可以放满够我喝的酒。"手术时仅有崔

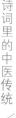

慎由的私人医生和一个少年家仆在旁侍候，不让其他人知晓。谭简先让崔慎由喝数杯酒，之后他用手轻抓增长的息肉。刚开始崔慎由闭着眼睛，感觉像是在拔拉息肉，虽然疼痛但尚能忍受，然后听到剪刀切割的声音，最后感觉绵料擦拭伤口，并敷以粉剂。手术过程并没有十分疼痛，完成后崔慎由在谭简叮嘱下打开眼睛，看见自己被切下的息肉如小手指大小，质地像干筋。经过金篦术，崔慎由视力获得恢复，后来一直升任到宰相。

艾养生

予以病久不赴朝谒①
因灸三里穴罢信笔②偶书

宋·强至

窃禄③了④无补⑤，卧疴⑥惭有日⑦。

空听朝鸡鸣，阻挂朝衣⑧出。

启⑨处不自安，灼艾⑩加诸膝。

庶几⑪起沈⑫疴⑬，犬马⑭委⑮微质⑯。

注释

①朝谒：入朝见君主。

②信笔：随意书写。

③窃禄：自谦表示无功受禄。

④了：为"憭"。明白，知道。

⑤无补：没有帮助。

⑥疴：重病。

⑦有日：多日。

⑧朝衣：上朝时穿的礼服。

⑨启：通"跂"。跪坐。《尔雅·释言》："启，跪也。"

⑩灼艾：即艾灸。

⑪庶几：或许可以，表示希望。

⑫沈：同沉，表示程度重，深。

⑬苶：疲倦的样子，精神不振。

⑭犬马：犬马之劳，愿像犬马那样为君主奔走效力。

⑮委：委任。

⑯微质：谦称自己的身躯。

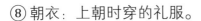

译文

　　无功受禄占据官职，知道没有对国家做出有益的事，很惭愧重病在床已经多日；早上就听到报晓的雄鸡鸣叫，但重病在身无法穿戴朝衣外出上朝觐见；身体日常跪坐的部位无法舒适安定，所以用艾灸烤两侧膝部穴位；通过这样治疗希望能从现在疲倦萎靡中恢复起来，重新让我为国家效绵薄之力。

作者简介

　　强至（1022—1076），杭州钱塘人，字几圣。北宋诗人。仁宗庆历六年进士。为三司户部判官、尚书祠部郎中。工于诗文，得到韩琦器重。其子浚明集其所遗诗文为《祠部集》四十卷，曾巩为之序，已佚。

传到日本的长寿灸法

在我国古代，艾灸是治疗疾病的重要手段，具有行气活血、温经通络、扶正祛邪、回阳固脱等作用。唐代孙思邈，幼时体弱多病，中年时喜欢上了艾灸，尤其爱灸足三里穴，他在90多岁高龄仍能头发茂盛，听力视力不减，在年过百岁之时，还能精力充沛地著书立说。他在《千金翼方》云："一切病皆灸三里三壮。"南宋张果在《医说》中提出："若要安，三里常不干。"足三里灸预防疾病和保健的功效被历代针灸医书引载和运用。足三里之灸能祛病延年，所以古来把足三里灸叫作长寿灸。

日本的灸法来源于中国，唐代著名僧人鉴真，精通医术，赴日传授佛教和医学，六次渡海载入史册。灸法在日本逐渐被认同和推广。《云锦随笔》记载了一个足三里灸的故事：日本的德川幕府时代，江户的永代桥建成剪彩时，邀请年龄最长者名叫万兵卫的174岁老人过河，他妻子173岁，儿子153岁，孙子105岁。问其长生之术，答曰：祖传每月初八天，连续灸足三里，仅此而已。日本保健灸法习俗就形成了"婴儿灸身柱，促发育；十七八岁灸风门，预防感冒；二十四五岁灸三阴交，促生殖健康；三十岁以后灸足三里，促长寿；老年时灸曲池，促耳聪目明，预防

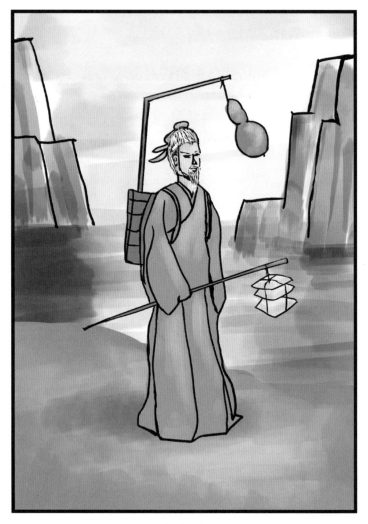

孙思邈

中风。"长寿灸的养生秘诀，更是为日本古今医学大家和养生大家所珍视。近现代日本著作《针灸真髓》说："三里养先后天之气，灸三里可使元气不衰，故称长寿之灸。"《江间式心身锻炼法》载："无病长寿法，每月必有十日灸足三里穴，寿至二百余岁。"20世纪30年代日本历史上出现著名的"足三里保健灸运动",通过足三里灸来增强体质、防治结核等传染性疾病,有效地遏制了肺结核的蔓延。足三里灸运动的领军人物原志免太郎在著作《灸法の医学》里写道:"我想推荐自古以来被称作无病消灾长寿的灸和脍灸人口的下腿部三里穴的灸作为新保健法"。他本人就身体力行,天天施灸,在 1991 年去世,终年 108 岁。

微信扫描二维码
范读 · 听书 · 临摹

良相与良医

赠儒医陈西岩

宋 · 谢枋得

猪苓①桔梗②最为奇，
药笼③书囊④用有诗⑤。
莫把眼前穷达⑥论，
要知良相⑦即良医⑧。

注释

①猪苓：一种中药，能利水渗湿。治小便不利、水肿、泄泻、淋浊、带下。

②桔梗：一种中药，可宣肺、利咽、祛痰、排脓。用于咳嗽痰多、胸闷不畅、咽痛、音哑、肺痈吐脓、疮疡脓成。

③药笼：药箱，笼本义是用竹篾、木条编成的盛物器或罩物器。

④书囊：装书的袋囊。

⑤诗："诗"即"持"义，奉持。"用有诗"是"用时有所持"的意思，表示随时备用。

⑥穷达：穷困和显达。

⑦良相：优良贤能的丞相。

⑧良医：医道高明的医生。

译文

猪苓和桔梗最是神奇的中药，装进药箱和书袋随时备用；不要计较眼前的穷困和显达，要知道优秀贤能的丞相就好比医道高明的医生。

作者简介

谢枋得（1226—1289），信州弋阳人，字君直，号叠山。南宋末年著名的爱国诗人，与文天祥同科中进士。在中国历史上，和民族英雄文天祥并誉为爱国主义的"二山"。曾担任六部侍郎，聪明过人，文章奇绝；带领义军在江东抗元，被俘不屈，守怀抱节，严词拒绝元朝高官厚禄利诱，后殉国。为纪念他的高尚品格和爱国情操，在他殉难的 24 年后，他的门生在弋阳县城建起了叠山祠，后改称叠山书院，现已成为重要的爱国主义教育基地。他的诗伤时感旧，沉痛苍凉，诗风朴素端正，有时也饶有韵致，自成一家。门人私谥文节，著有《文章轨范》《叠山集》。

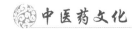

中医药文化

范仲淹的"不为良相，便为良医"

范仲淹，字希文，是北宋著名政治家、思想家、军事家、文学家、教育家，谥号"文正"。他出身贫苦，从小刻苦读书，后官至参知政事（副宰相）、枢密副使。他以天下为己任，留下了"范公堤"等恩泽后世的水利工程，也留下了"先天下之忧而忧，后天下之乐而乐"等千古名句。

据宋人吴曾的《能改斋漫录》卷十三"文正公愿为良医"记载：范仲淹在贫苦之时，有一次到祠堂求签，问以后能否当宰相，签词表明不可以。他又再次祈祷求签，问说："如果不能当宰相，愿意当良医。"结果还是不行。于是他长叹说："不能为百姓谋利造福，不是大丈夫一生该做的事。"

由于当宰相和当医生两个职业相差太大，特别唐代以前，医生职业卑微，地位低下，常常被读书人看不起。后来，有人曾问范仲淹："大丈夫立志当宰相，是理所当然的，但是您为什么又祈愿当良医呢？做良医不是太过于卑微吗？"范仲淹回答说："怎么能这样想呢？古人说过，如果经常能成功救治患者，就不会有因病放弃治疗的人；如果经常能有效修缮器物，就不会有被丢弃的破物。有才学的大丈夫，固然期待遇上明君，推行他的仁政，造福天下，哪怕有一个百姓没有受益，都使他好像被推到沟里一样难受，要普惠大众，只有当宰相能做到，但既然签词说我当不了，能够实现造福百姓心愿的，莫过于成为良医。如果真的可以成为良医，上可以治君亲的疾病，下可以治贫民的疾病，中可以养生保命，即使身在民间也能造福苍生，

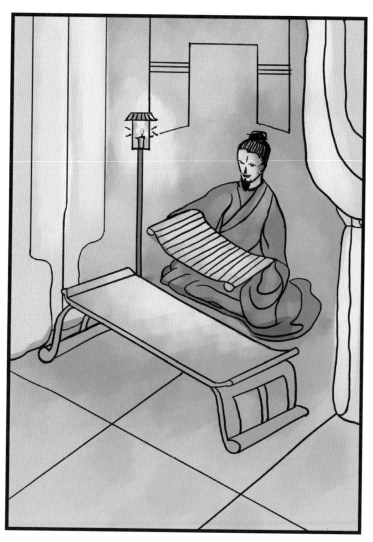

"不为良相，便为良医"的范仲淹

除了良医，没有其他职业可以做。"与范仲淹心有同念者不乏其人。汉代张仲景任长沙太守时，每月定期在公堂上接诊百姓；唐代名相陆贽被降职后，编录《陆氏集验方》五十卷，为当地祛疾除疫耗尽心血；宋代苏轼、沈括所集药方被后人合编为《苏沈良方》；明代以副都御史巡抚湖广的王纶钻研医学，《慈溪县志》说他"朝听民讼，暮疗民疾，历著奇验"，等等。医家治病救人与儒家普济天下的思想比较接近，胸怀大志的儒生就把从医作为仅次于致仕的人生选择。范仲淹提炼出来的"不为良相，便为良医"，就成了后世相传的儒家箴言。

世　家

太医院使钱君宗嗣①挽歌②其二

明·程敏政

青囊③家世④数谁精，
钱乙⑤当时重两京⑥。
先子⑦已随龙驭⑧远，
空留人道国医⑨名。

注释

① 宗嗣：宗族继承人；子孙后代。

② 挽歌：指悼念死者的诗歌或哀叹旧事物灭亡的文辞。

③ 青囊：这里指医术。

④ 家世：世家，世代相传的门第或家庭世系。

⑤ 钱乙：字仲阳。宋名医。承家业学医，神宗元丰中，以治长公主女及皇子疾，授翰林医学，擢太医丞。病免。哲宗时复直宫中。各科皆通，尤擅儿科。精《本草》，擅《颅囟方》，于书无所不读，然不拘泥陈法，为方不名一师，

往往自出新意。卒年八十二。

⑥两京：两个首都。指宋代的开封府和河南府。

⑦先子：先人，泛指祖先。

⑧龙驭：皇帝车驾，此处用为婉辞，谓帝王去世。

⑨国医：国家最杰出的医生。

译文

说到中医世家哪家医术最为精湛？当年您家先祖钱乙受邀给皇族看病，在宋代两个首都声名显赫；虽然您家先祖早已逝去多年，但将大国名医的美名留在了人间。

作者简介

程敏政（1445—1499），字克勤。明代诗人，自幼聪敏，读书过目成诵，有"神童"之称。由皇帝下诏，就读于翰林院，学识渊博，为一时之冠，官终礼部右侍郎。他善于谈论，性格疏爽，于书无所不读，所写文章常被同辈推崇。著有《新安文献志》《明文衡》《篁墩集》。

中医药文化

世家中医叶天士奇治暴盲

叶天士是清代著名的医学家，他出身于中医世家。祖父叶紫帆，医德高尚，是有名的孝子。父亲叶阳生，医术更精，喜欢饮酒赋诗和收藏古文物，但不到50岁就去世了。叶天士12岁时随父亲学医，父亲去世时，他才14岁，家贫难为生计，便开始行医应诊，同时拜父亲的门人朱某为师，继续学习。他聪颖过人，勤奋好学，很快便超越了教他的朱老师。从12岁到18岁，他先后拜过师的名医就有17人，独立行医后，由于医术高明、诊病如神，运用了不少使人惊叹的奇思奇术，赢得了"半仙"的美誉。

相传，清代有一位名叫藩宪的京官，有一天他突然接到旨意调赴苏州任职，大喜过望，一下子竟两眼看不见东西，急忙派人去请叶天士来为他诊治。叶天士了解他的病情后，却说："我已经是闻名于世的名医，怎能这样呼来喝去？必须要藩宪派出规模齐备的仪仗队伍来迎请我才能前往。"藩宪听后勃然大怒，但最终仍听从众人的规劝，强忍怒火，让仪仗队去请叶天士，没想到仪仗队去了也没有请来叶天士。这次，叶天士有了新的要求，说："回去禀告你们老爷，要他的夫人亲自上门迎请，我才肯来。"藩宪听罢更加火冒三丈，暴跳如雷。可就在他余怒未消的时候，两眼却突然复明了。正在这时，叶天士亲自来到藩宪的府上道歉，解释了自己之前所作所为的理由："我并不是要冒犯大人，而是为了治好您的病。"藩宪暴盲已经治愈，转怒为喜，完全理解叶天士的所作所为，并用丰厚的重礼酬谢。叶天士奇术治暴盲的佳话也传遍了苏州城内外。

叶天士最擅长治疗时疫和痧痘等证，是中国最早发现猩红热的人，在温病学上的成就突出，是温病学的奠基人之一。他的著作由其后人及弟子编撰整理而成，有《温热论》《临证指南医案》《幼科要略》等，在现代也有着十分重要的参考价值和实用价值。作为中医世家，叶天士的一生对医药都很严谨，他的儿子叶奕章、叶龙章都是著名医家，在临终前还告诫子孙和学生，学医需要天资聪明，悟性极高，而且要读万卷书后，才能利用医术来救治患者。

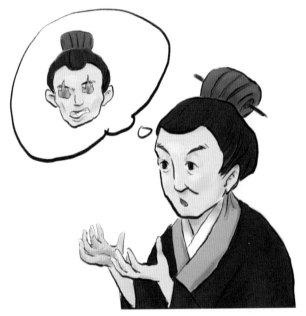

叶天士故意激怒以治病

儿科哑科

赠小儿科胡医士

明·邓林

种杏年来①已作林，
知君利济②及人深。
婴孩③疾痛④未能语，
父母爱怜⑤空有⑥心。
大德⑦两仪⑧生万物，
神丹⑨一匕⑩直⑪千金。
旅途相遇无由⑫报⑬，
谩⑭把新诗满卷吟。

注释

①年来：一年以来。

②利济：施利救济，施恩泽。

③婴孩：小孩，幼儿。

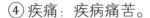

④疾痛：疾病痛苦。

⑤爱怜：怜爱。

⑥空有：只有，徒有。

⑦大德：大功德。《周易·系辞上》："天地之大德曰生。"特指天地之间造化万物的大功德。

⑧两仪：天地。《周易·系辞上》："《易》有太极，是生两仪。两仪生四象，四象生八卦。"《易纬·乾凿度》："易始于太极，太极分而为二，故生天地。"俞琰《俞氏易辑说》："仪也者，一阴一阳对立之状也。《尔雅》云'仪，匹也'，谓其阴阳相并也。"两仪，这里指阴阳相应的天地形貌。

⑨神丹：药效独特神奇的药丹。

⑩匕：量取药末的器具，有"钱匕"和"方寸匕"。用五铢钱币盛取药末至不散落者为一钱匕。方寸匕状如刀匕，大小为一寸正方，故名。

⑪直：价值。

⑫无由：没有办法。

⑬报：回报。

⑭谩：通"漫"。随便，胡乱。

译文

种杏树才一年就已成林，知道您施加恩泽惠众广泛；小孩的病痛不能像大人一样对人诉说清楚，父母的爱怜徒在内心却无能为力；天地大恩大德创生万物，您功效神奇的药丹一匕价值千金；旅途相遇没有什么回报，我只能在纸上胡乱赋写新诗来吟谢。

作者简介

邓林，明代广东新会人，初名彝，字士齐，号退庵，后成祖为改今名，洪武二十九年举人，预修《永乐大典》，历官吏部主事。专长诗文及书法。有《退庵集》《湖山游咏录》。

中医药文化

儿科鼻祖钱乙观察入微

钱乙（约1032—1113），字仲阳，北宋郓州（今山东东平县）人，宋代著名的儿科医家，被授予翰林医学士，曾任太医院丞，在当时及后世声誉卓著。他撰写的《小儿药证直诀》，是我国现存的第一部儿科专著，为我国中医儿科专业发展奠定了坚实的基础，被后人誉为"儿科之圣""幼科之鼻祖"。

钱乙不但精通《黄帝内经》《难经》《伤寒论》，而且还对《脉经》《诸病源候论》《备急千金要方》《外台秘要》等著作中有关小儿方面的论述研究颇深。当时的医生普遍不愿意给小儿看病。古代医家称小儿科为哑科，认为小儿病症难治，不仅小儿脉微难摸，诊察时常不配合回答问题，即使回答也不能全信，家人也不能完全知道小儿的感觉，而且小儿脏腑娇弱，饮食睡眠变化很大，用药稍有不当，就会使病情复杂化。钱乙观察入微，在继承前人的基础上，发挥自己的医疗才能，创造性地使治疗小儿的技术水平有所突破。

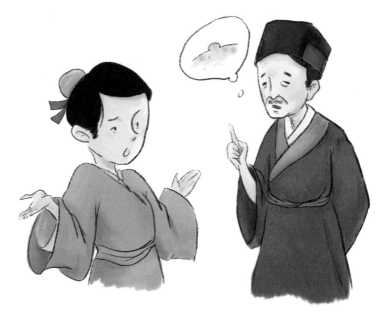

钱乙诊治小儿

一次，宋神宗的姐姐长公主的女儿病了，腹泻不止。太医们想尽了一切办法，都不管用，小孩子病情越来越危重，快要不行了。在慌忙之中，长公主想到名声很大的钱乙。钱乙刚刚喝酒，有几分酒醉，但长公主在病急之下也不管这么多，仍请钱乙给女儿诊病。钱乙检查后认为是发疹，告诉公主和驸马："不用担心，她身上马上会发疹子，等疹子出来就好了。"驸马听了，很生气，说："小孩子明明在拉肚子，你怎么说她要出疹子？现在病情这么重，你怎么说她马上要病好？你是不是喝醉了？"听到驸马的责骂，钱乙没有解释和回答，转身告辞。第二天，仆人突然来告诉："长公主、驸马爷，您女儿身上出痘疹，病已经好了！"大家急忙过来看，患儿果然出了一身的痘疹，腹泻停止，精神好转。长公主夫妇才意识到钱乙医术的高明。驸马非常高兴，也非常惭愧，专门写诗向钱乙致谢。

　　钱乙治病的方法，广取众家之长，而不局限一个老师的方法。除了小儿医外，他也擅长治疗各个科别的疾病。他广泛学习各种经典古籍，然后取其精华，结合运用。他尤其精通本草，熟识药性，能分辨和纠正书中缺漏和错误。他既为皇亲国戚看病，也为黎民百姓诊治，医术和医德备受赞誉。

礼 赠

相思

唐·王维

红豆①生南国，春来发几枝。
愿君多采撷②，此物最相思③。

注释

①红豆：又名相思子，一种生在江南地区的植物，结出的籽像豌豆而稍扁，其色鲜红。传说有一位女子望夫而死，在其泪尽之处居然长出了树，结的果便是红豆。红豆的颜色、形状，很像滴滴血泪。文学作品中常用以象征爱情或相思。

②采撷：采摘。

③相思：想念。

译文

红豆生长在阳光明媚的南方，春天来了，不知绽放了多少新枝？希望思念的人儿多多采摘，因为它最能寄托相思之情。

作者简介

王维（701—761），字摩诘，号摩诘居士。唐代著名诗人，画家。唐肃宗乾元年间任尚书右丞，世称"王右丞"。深受禅宗影响。佛教有一部《维摩诘经》，是王维名和字的由来。他还学庄信道，精通诗、书、画、音乐等，书画特臻其妙，后人推其为南宗山水画之祖。以诗名盛于开元、天宝间，尤长五言，多咏山水田园，与孟浩然合称"王孟"，有"诗佛"之称。著有《王右丞集》《画学秘诀》，存诗约400首。北宋苏轼评："味摩诘之诗，诗中有画；观摩诘之画，画中有诗。"

中医药文化

王维善知中药

王维一生醉心学佛，熟知中药，《旧唐书》载王维晚年"斋中无所有，唯茶铛、药白、经案、绳床而已"。在他的独具意境的山水诗中带上中药文化的烙印。

《红豆》一诗借物抒情，使红豆成了最负盛名的相思豆。红豆名为相思子，是一种中药，与王维同时代的本草典籍《新修本草》收藏有相思子。它属于藤本植物，其果形体呈卵形，产于南方，主要分布在两广、云南、海南等地，因它小巧玲珑，质地坚硬，色泽红艳，寓意深刻，古人把它作为隽味长久的装饰品和男女之间的信物。其性味辛、苦、平，有大毒，内服可理气，通经，但误食时会中毒。中医多用作外用剂，治疗疥癣和痈疮等外科病。王维借物抒情表达相思，委婉含蓄，成为千古传诵的名诗。

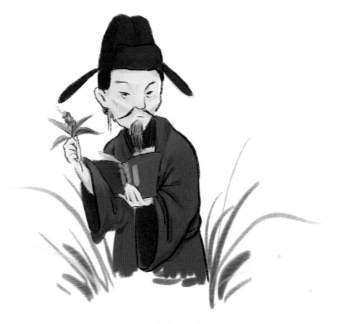

王维善知中药

另一首《九月九日忆山东兄弟》，也是游子怀乡的经典诗句。此诗简单直白，直指人心，"独在异乡为异客，每逢佳节倍思亲；遥知兄弟登高处，遍插茱萸少一人"。这种思亲诗是王维在17岁那年的重阳节，登高望远，思念亲人时所写，千百年来，脍炙人口。茱萸也是一味中药，有山茱萸和吴茱萸之分，据考证，王维诗中所插的应该是吴茱萸，因为它是芸香科植物，叶大有香，与有关史料的记载一致。吴茱萸，味辛、苦，性热，有散寒止痛、疏肝行气、和胃止呕的功效，用于头痛、腹冷腹痛、呕吐吞酸、泄泻等的治疗，而且它辛香气浓，内服外用均可。

王维的《鸟鸣涧》主要描写深山幽谷夜晚的宁静，突出王维追求的禅心与禅趣。"人闲桂花落，夜静春山空，月出惊山鸟，时鸣春涧中。"这首诗的桂花不仅是具有观赏价值的我国传统十大名花之一，而且是药食历史悠久的中药。桂花营养十分丰富，它既香且甜，屈原在《九歌》中就有"援北斗兮酌桂浆"之句，说明两千年前，我们的祖先已把桂花制成佳酿了。桂花的品种繁多，香气极浓，常见的有金桂、银桂、丹桂和四季桂，根、树叶、花和果实都可入药。桂花性辛温，有化痰生津、暖胃散寒、化瘀通经之效，常用于痰饮喘咳、肠风血痢、牙痛、口臭等症。此外，桂花树的枝叶和皮也是常用中药，因其能够取得很好的效果，在民间被广泛地流传使用。